U0338574

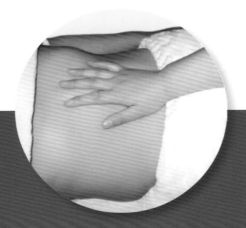

ZANGFU JINGLUO ANMOXUE

医疗保健康复行业实用系列教材

脏腑经络按摩学

主 编 成为品

民族出版社

医疗保健康复行业实用系列教材
《脏腑经络按摩学》编纂委员会

主 任 张海燕

主 编 成为品

编 著 成 严 李海燕

编 委（按姓氏笔画为序）

王 虹	王 鑫	王英利	王春杰	田 伟
成 严	成 灵	成为品	朱博文	刘亚利
许亚平	李 婧	李艳娜	李海燕	吴月明
余佩臻	张 琳	张明东	张洪斌	张振宇
张海燕	张家瑞	林毅青	周正坤	赵 月
倪静峰	徐俊峰	蔡芸蔓		

主 审 董福慧 成 灵

审 稿 高 云 王征美

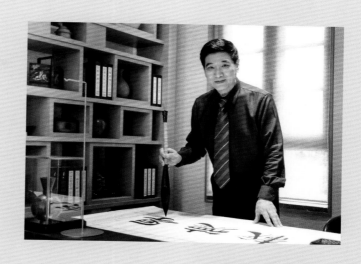

成为品 主任医师

　　1964年1月入伍，先后就读并毕业于济南军区卫生学校、中国人民解放军第四军医大学（今中国人民解放军空军军医大学）、中国人民解放军后勤学院。曾任部队军医、后勤学院教员、北京按摩医院院长、中国残疾人就业服务指导中心副主任、中国盲人按摩指导中心副主任、东亚太平洋地区盲人按摩学会秘书长。现任国家职业技能鉴定专家委员会委员、保健按摩专业委员会副主任、国家职业技能鉴定所所长、中国民族医药学会保健按摩分会会长、中国民族医药学会芳香医药分会技术顾问。

　　代表中国残疾人联合会参与起草制定全国盲人医疗按摩和盲人保健按摩培训、就业和晋升问题的相关法规性文件，主持编写、出版《正常人体解剖学》《内科按摩学》《伤科按摩学》《妇科按摩学》《儿科按摩学》《医古文》《中医基础理论》《中医诊断学》等25门按摩中专教材，《触诊诊断学》《按摩学基础》《伤科按摩学》《妇科按摩学》《儿科按摩学》等5门盲人按摩专科和本科教材，《康复理疗培训教程》《实用按摩学手册》等，研制发明的专供盲人按摩教学用的"电脑经络人""盲人按摩职业培训系统研究"获得国家科技二等奖，对我国盲人按摩事业的发展和残疾人，特别是盲人就业做出了不可磨灭的贡献，是我国盲人按摩事业发展的奠基人。

受国家人力资源和社会保障部委托，主持制定、编写《保健按摩师国家职业标准》《保健按摩师国家职业资格培训教程》《芳香保健师国家职业标准》《芳香保健师国家职业资格培训教程》，参与组建保健按摩师、芳香保健师国家职业技能鉴定考试题库，对我国保健按摩事业起到了积极的推动作用，是我国保健按摩事业发展的领头人。

1998年起，曾多次到中国香港、台湾等地，开展关于中医按摩的讲学与交流，曾多次代表中国中医按摩界应邀访问美国、德国、意大利、波兰、日本、泰国、菲律宾、马来西亚等国家，开展关于中医按摩的讲学与交流，受到广泛好评，对世界推拿按摩事业的发展做出了卓越贡献。

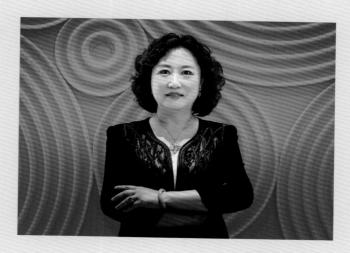

张海燕 校长

1985 年 10 月参加工作，致力于职业教育工作三十余年。现任国家职业技能鉴定专家委员会委员、保健按摩专业委员会秘书长、国家人力资源和社会保障部认定的国家职业技能芳香保健师和保健按摩师考试的命题专家、中国民族医药学会芳香医药分会执行会长、北京成人按摩职业技能培训学校校长。

1998 年在国家劳动部（今国家人力资源和社会保障部）、中国残疾人联合会领导的关怀和指导下，成立了北京成人按摩职业技能培训学校，并被认定为"全国盲人按摩骨干、师资"和"全国保健按摩师考评员"培训、鉴定、考核基地。多年来，为国内外培养了十余万名保健按摩骨干、师资、考评员和保健按摩从业人员。连续十几年被北京市人力资源和社会保障局评为先进教师，并获得北京市政府特殊津贴奖。

受国家人力资源和社会保障部职业技能鉴定中心委托，组织国内知名专家制定、编写《保健按摩师国家职业标准》《保健按摩师国家职业资格培训教程》《芳香保健师国家职业标准》《芳香保健师国家职业资格培训教程》，参与组建保健按摩师、芳香保健师国家职业技能鉴定考试题库，为加速我国保健按摩事业的发展做出了突出贡献。

前　言

习近平总书记指出，中医药学是中国古代科学的瑰宝，也是打开中华文明宝库的钥匙。中医按摩是中华民族独特的医疗、保健方法，是我国传统医学的组成部分，不仅为人民健康事业做出了巨大贡献，而且对弘扬民族文化、推动人类医学的发展起了积极的作用。随着人们物质生活、精神生活水平的普遍提高，人们的医疗保健意识日益增强，"预防为主、全民健身"已成为普遍共识和自觉行为。寻求无损伤、无副作用的祛病健身、延年益寿的方法，已是当今国内外人们的共同心愿。我国的传统医学，尤其是按摩医术，越来越受到世界各国人民的认可和重视。目前，在我国乃至世界，医疗保健按摩市场广阔、前景远大，正面临着新的发展机遇。为适应国内外对按摩的需求，满足广大中医按摩培训机构和爱好者，实现其为人类健康服务的愿望，由成为品教授和北京市成人按摩职业技能培训学校校长张海燕组织相关专家，参照国家保健按摩师职业标准，编写了《医疗保健康复行业实用系列教材》，旨在供全国各地中医按摩职业培训和按摩爱好者使用。

本套教材包括 11 门专业课程教材，分别是《按摩学基础》《实用正常人体学》《中医学基础》《经络腧穴学》《实用康复理疗学》《中医按摩学》《妇儿科按摩学》《脏腑经络按摩学》《反射疗法学》《芳香疗法学》《推拿治疗学》。其中，《按摩学基础》是中医按摩专业基础课程，是按摩专业的必修课；《实用正常人体学》主要讲述正常人体结构和生理功能知识；《中医学基础》主要讲述中医基础理论和常用诊法；《经络腧穴学》主要讲述十四经脉和常用腧穴知识；《实用康复理疗学》以康复、保健专业技术人员为对象，主要讲述传统康复理疗技术和现代康复理疗技术；《中医按摩学》主要讲述各级别的按摩技能和专家临床特色疗法；《妇儿科按摩学》主要讲述妇女和幼儿的生理病理特点、常用按摩手法和穴位，以及妇女和幼儿常见病按摩治疗方法；《脏腑经络按摩学》主要讲述脏腑概论、经络概论、腹诊、腹部按摩手法以及脏腑按摩治疗常见病；《反射疗法学》主要讲述手部、足部诊断，耳部反射按摩疗法；《芳香疗法学》主要讲述芳香 SPA 概论、精油的基本知识、精油按摩操作方法以及芳香疗法的应用；《推拿治疗学》主要讲述临床常见疾病的检查诊断方法以及治疗手法。

本套教材在保证内容科学性、系统性的前提下，注重了内容的广度、深度和实用，更着重于按摩临床实践的需要，在中医基础理论中加入诊法，改名为《中医学基础》。同时，还将保健按摩师初级、中级、高级、技师、高级技师五个级别调整为初级技师、高级技师、技师三个级别，并编入专家临床特色疗法，命名为《中医按摩学》，既体现按摩的传统特色，又结合按摩的现代原理和研究成果，还增写了多位专家、教授的临床经验，使教材通俗易懂，深浅适当，既适合教学，又适合按摩爱好者自学。

本套教材在编写过程中得到中国中医研究院望京医院、北京联合大学特教学院、北京新中一教育集团领导的大力支持，在此表示衷心感谢。

教材是培养专业人才和传授知识的重要工具，教材质量的高低直接影响到人才的培养。由于本套教材有些科目是首次编写，难免存在不足之处，衷心希望各位按摩教学人员和广大读者在使用中斧正，并提出宝贵意见，以便今后进一步修订、完善教材，使之成为更具科学性、实用性的医疗保健康复行业系列教材。

北京成人按摩职业技能培训学校编纂委员会

2017 年 6 月 8 日

编写说明

中国医药学是一个伟大的宝库。按摩是这一伟大宝库中的一颗金石，古往今来大量事实证明，按摩具有简便易行，无损伤，无副作用，医疗保健、养生效果显著的特点，深受世人青睐。为进一步发扬中医医疗保健技术，作者根据人们目前对医疗、保健、康复、养生的需求，结合三十多年临床、教学经验编著了《脏腑经络按摩学》一书。

脏腑位于人体的胸腹腔内，心、肝、脾、肺、肾这五脏的主要功能是生化和贮藏精、血、气、津液和神，是人体生命活动的根本。胆、胃、小肠、大肠、膀胱、三焦这六腑属于管腔性器官，主要功能是受纳和腐熟水谷、传化和排泄糟粕。经络是人体运行全身气血，联络脏腑，沟通内外，贯穿上下，调节人体功能的通路，与五脏六腑的关系密不可分，经络中的经气来源于脏腑之气，经气加虚实决定于脏腑之气的盛衰。十二经络隶属于十二脏腑，为经络系统的主体。五脏六腑是总部，经络是分支、是经渠。因此，脏腑经络按摩不仅能够迅速改善全身血液循环，调理脏腑功能，而且能疏通经络，平衡阴阳。本书重点介绍了揉腹、振腹两种特色手法，其方法简单，疗效显著，治疗范围广泛，是医疗、保健、康复、养生按摩的最佳手法。

本书共分六章，第一章是脏腑概述，包括第一节脏腑的主要生理功能，第二节脏腑之间的关系，第三节精、气、血、津液；第二章是经络和腧穴概述，包括第一节经络与腧穴，第二节经脉系统的组成，第三节经络系统的功能；第三章是脏腑经络按摩诊断概要，包括第一节四诊概要，第二节按诊，第三节经络诊断，第四节腹部诊断，第五节背部诊断；第四章是脏腑经络按摩概述，包括第一节脏腑经络按摩的作用及原理，第二节脏腑经络按摩的治疗原则及治法，第三节脏腑经络按摩手法的补泻，第四节脏腑经络按摩的介质；第五章是脏腑经络按摩常用手法，包括第一节脏腑按摩常用基本手法，第二节胸腹部常用手法，第三节背腰骶部常用手法，第四节脏腑经络按摩手法操作；第六章是脏腑经络按摩治疗常见病，包括第一节消化系统疾病，第二节伤科疾病，第三节儿科疾病，第四节男科、妇科疾病，第五节内分泌系统疾病，第六节疑难杂症。

本书旨供推拿、按摩培训和自学者使用，敬请在使用中给予斧正，在此表示铭谢。

此书在编写中受到王玉婷、成果女士的大力支持。在此特表感谢。

编者

2018 年 5 月 18 日

目 录

绪　论

　　中医认为脏腑不可失衡，经络不可不通，脏腑功能失去平衡，就会得病，经络不通就会病痛。脏腑的解剖位置都在胸腹腔内，而十四经脉与脏腑的生理功能有着密不可分的关系，经络不通可影响脏腑功能，脏腑功能的盛衰又可直接影响全身经络气血的运行。通过揉腹或振腹使腹腔内容物发生摩擦而产热，胸腹腔内的五脏六腑上的血管因受热而扩张，血流因此而加快，营养得以提高，功能即趋于正常。同时通过揉腹、振腹使经络畅通，不仅能预防、保健，还能治疗消化系统、泌尿系统、生殖系统、血液循环系统、淋巴循环系统、内分泌系统疾病，如青春痘、乳腺增生、卵巢囊肿、子宫肌瘤、阳痿、早射等疾病，有些病可手到病除。因此，有人称揉腹、振腹为特效疗法。

　　所谓特效按摩疗法就是方法简单、易行，疗程短，见效快的按摩治疗方法。如高血压点按血压点 3～5 分钟，就见效；便秘点按百会穴 3～5 分钟，大便就可以排出去；胃痛点足三里、痛经点三阴交可立刻止痛。当然这只是治标，按照中医治病原则——八纲辨证、治病求本、标本兼治的要求，还应根据不同的疾病原因采取标本兼治，才能起到事半功倍的效果。

一、脏腑经络按摩对医疗、保健的重要性

　　脏腑经络按摩是以中医学的脏腑经络学说为理论指导，在继承前人按摩疗法的基础上，经过实践而发展起来的一种按摩方法。本疗法主要施术部位在腹部，是以按摩腹部为主，按摩躯体其他部位、经络、腧穴为辅的一种方法。它的适应症比较广泛，主要适应于内伤疾病的治疗。按摩疗法应用于临床已有数千年的历史，近年来，许多实验资料进一步证明了按摩疗法的临床作用。如有人曾对狗做过按摩对胃运动影响的实验观察，结果发现，在狗的胃投影区按摩 5 分钟，狗嘴里就开始流涎了。相反，在胃的运动已处在增强的机能状

态时，应用相同的推拿方法反而引起胃运动的控制，这说明了按摩疗法在胃处于不同功能状态时，起着不同效应的调节作用。同样，通过推拿对血液中红血球数、白血球数、白血球吞噬细菌能力和血清中补体效价的观察，实验结果表明，推拿后，以上各种指标比推拿前增加了，说明推拿能提高身体的防御能力。

按摩疗法对人体的影响和治疗作用是多方面的，按摩对代谢、呼吸、消化、循环以及神经机能均有很大的影响，能改善和调整机体各个系统的机能状态，增强机体的抵抗能力，有疏通经络、舒筋活血、通利关节、调和营卫、安神镇静、麻醉镇痛、促进消化等作用，能调整人体阴阳、气血的平衡，达到扶正祛邪、推陈出新的目的。

二、腹部和经络的关系

腹部和经络有密切的联系，手太阴肺的经脉就起于中焦、下络大肠、还循胃口、上膈属肺。中焦位于腹部中脘穴部位，肺脏虽居膈上，但其经脉起于腹部的中脘部位，和胃、大肠都有联系，因此，肺和腹部的关系是密切的。手阳明大肠的经脉下入缺盆，络肺，下膈属大肠，手阳明的经脉有一支前行出缺盆，下络肺脏，贯穿膈膜，到天枢穴附近入属大肠，大肠在腹部，其经脉和腹部有直接关系。胃足阳明的经脉入缺盆，下膈，属胃络脾，其直者……下挟脐，入气街中。其支者，起于胃口，下循腹里，下至气街中而合。由上可知，胃的经脉有三条和腹部有直接的联系。心手少阴的经脉虽然起于心中，但是它出属心系，下膈络小肠，根据张景岳的注解，心系有五，上系连肺，肺下系心，心下三系连脾、肝、肾，故心能与五脏之气相通，而为一身之大主。心肺虽居膈上，但因其经脉与腹腔的小肠、大肠、脾、胃相络属，因此和腹部的关系就以经络互相联系起来了。脾是太阴的经脉，直接能入腹，属脾络胃，脾的经脉自冲门穴入腹内行，脾与胃相表里，故于中脘、下脘之分，属脾络胃，是太阴经脉外行者，由腹之四行，上腹舍、腹结等穴，散于胸中，而止于大包。另有一支内行者，自胃脘部上行，过膈部而注心中，与手少阴经相接。小肠手太阳之经脉，自缺盆由胸下行，入膻中络心，又自缺盆之下，循咽部下膈，循行到胃部之后下行，当脐上二寸之分属小肠，这是小肠经脉在腹内的运行。膀胱足太阳的经脉有一条直行自腰中入背，络肾前属膀胱，正当小腹部。肾足少阴之经脉向上循行，经股内后廉，结于督脉之长强，以贯脊中而后属于肾，前面正当关元、中极之分而络于膀胱。关于肾的经脉在腹部的循行，元代的滑伯仁曾做了详细的说明，他说肾的经脉"由阴谷上股内后廉，贯脊会于脊之长强穴，还出于前，循横骨、大赫、气穴、四满、中注、肓俞、当肓命之所、脐之左右属肾，下脐，过关元、中极而络膀胱也。"可以看出肾、膀胱经脉与脐之左右及小腹的密切关系。心主手厥阴心包络之脉，出属心包络，下膈，历络三焦。心包为心之外卫，三焦为脏腑之外卫，两经互为表里而相络属。

三焦手少阳之脉，入缺盆，布膻中，散络心包，下膈循属三焦。三焦的经脉其内行者入缺盆，复由足阳明之外下布膻中散络心包，互为表里，乃自上焦下膈，循中焦下行，并足太阳之正入络膀胱，以约下焦。上焦出于胃口之上，下焦起于阑门之下，中焦当胃之中脘。三焦与心包络都与腹部有直接联系。

胆足少阳之脉，胆之经脉内行者，由缺盆下胸，当手厥阴天池之分贯膈，于足厥阴期门之分络肝，在本经日月之分属胆，而与肝相为表里，乃循胁里，由足厥阴之章门下行，出足阳明之气街，绕毛际，合于足厥阴，以横入髀厌中之环跳穴处。胆经主要与侧腹联系密切。

肝足厥阴之脉，抵小腹，挟胃属肝络胆。肝经自阴部上入小腹，会于任脉之中极、关元、循章门至期门之所，扶胃属肝，下足少阳日月之所络胆，又自期门上贯膈，行足太阴食窦之外，大包之里，散布胁肋。肝的经脉与小腹、侧腹联系密切。同样，奇经八脉的循行与腹部的关系也非常密切。现将冲、任、督、带的循行与腹部的关系简述如下：

任脉起于中极之下，少腹之内，而出于会阴之间，上行于腹部，而外出循曲骨、上毛际至中极，同足厥阴、太阴、少阴并行腹里，循关元，历石门、气海诸穴，会足少阳、冲脉于阴交。循神阙、水分会足太阴于下脘，会手太阳、少阳、足阳明于中脘。会阴维脉于天突、廉泉穴，在承浆与手、足阳明、督脉相交会。可见任脉不仅与小腹、大腹联系极为密切，而且与手、足阴阳十二经脉均有联系，是直贯腹部的非常重要的一条经脉。

冲脉者起于气街，并少阴之经，夹脐上行，至胸中而散。冲脉起于气冲穴，夹脐上行于腹部，至胸中而散。

督脉起于少腹以下骨中央，有一条支脉由少腹直上向腹部运行，贯脐中央上腹部，上贯心，入喉上腭。

带脉起于少腹之侧，季胁之下，环身一周，络腰而过，如束带之状。由以上可看出奇经八脉的循行与腹部的密切关系。

三、腹部和脏腑的关系

腹部内藏六腑，五脏除心肺两脏外，亦皆藏于腹中，腹部对五脏六腑都有保护作用。所以《灵枢·胀论》曾说："胸腹藏府之郭也。"又说："藏府之在胸胁腹里之内也，若匣匮之藏禁器也，各有次舍。"《厘正按摩要术》一书中亦说："胸腹者五脏六腑之宫城，阴阳气血之发源，若欲知其脏腑如何，则莫如诊胸腹。"由此可见，腹部与五脏六腑的密切关系。

根据祖国医学有诸内必形诸外的理论，五脏六腑发生病变，可以从腹部及躯体的外部反映出来。如《素问·藏气法时论》曾说："肝病者，两胁下痛引少腹""心病者，胸中痛，胁支满，胁下痛，膺背肩胛间痛，两臂内痛，虚则胸腹大，胁下与腰相引而痛""脾病者……虚则腹满，肠鸣飧泄食不化""肾病者，腹大，胫肿，喘咳身重，寝汗出，憎风"。由上述经文可知腹部与五脏的联系，而中医临床之际常将腹部划分几个区域，归属于五脏，如少腹属肝、大腹属脾、小腹属肾等。同样，六腑有病，亦可以从腹部表现出来，以六腑胀为例，《灵枢·胀论篇》说："胃胀者，腹满，胃脘痛……""大肠胀者，肠鸣而痛濯濯……""小肠胀者，少腹䐜胀，引腰而痛""膀胱胀者，少腹满而气癃""三焦胀者，气满于皮肤中，轻轻然而不坚""胆胀者，胁下痛胀"。由上可见，六腑与腹部有密切联系，六腑发生病变后，可以在腹部有各种不同程度的症状表现。因此，施术于腹部，也就对脏腑起到治疗和调整的作用，从而能治好五脏六腑所发生的病变。

四、腹部在人体的重要性

腹部居人体的中部，为连接上下的枢纽，《指压疗法》一书就谈到"腹为万病之机"。日本人对腹部指压、按摩治疗疾病给予高度的重视，认为从人的生命来讲，胸腔内所容纳的心脏和肺脏固然重要，而腹腔里的内脏是和日常营养有莫大关系的，按摩治疗腹部对于治疗疾病深有关联。因而在日本有许多著名的指压疗法专家，出现了治疗万病全将重点放在腹部治疗者。

从中医的理论来认识腹部，是因为腹部为许多重要经脉循行和汇聚之所，冲、任、督三脉均在腹部循行。

冲为"血海"，又称为十二经脉之海，冲脉在人体内循行最长，从头到足，从内到外，从背部到腹部，无所不至，它能接受十二经脉的气血，对全身起营养作用。如《灵枢·动输篇》就说："冲脉者，十二经之海也，与少阴之大络起于肾下出于气街……注诸络以温足胫。"《素问·痿论》亦说："冲脉者，经脉之海也，主渗灌溪谷，与阳明合于宗筋。"由此可见，冲脉对人体所起的作用和它的重要地位。

督脉循背部而行于身之后，为阳脉之总督，故称之为阳脉之海。督脉有一个支脉从少腹起，直上贯脐中央，上贯心，入喉，上腭，环唇，上系两目之下中央。明代的李濒湖说："督脉别络，自长强走任脉者，由少腹直上，贯脐中央……会太阳于目内眦睛明穴，上腭与足厥阴同会于巅，入络于脑。"

任脉行于身之前，腹部中央，为阴脉之承任，故称之为阴脉之海。元代的滑伯仁说："任督二脉，一源而二歧，一行于身之前，一行于身之后，人身之有任督，犹天地之有子午，可以分，可以合，分之以见阴阳之不离，合之以见浑伦之无间，一而二，二而一者也。"冲、任、督三脉为人身气血循环、阴阳升降之道路，五脏六腑，周身百骸，无不赖此三脉的功能正常，以为灌溉和濡养。许多医书称人能通此任、督二脉则百脉皆通。因此，腹部按摩能直接影响冲、任、督三脉，以调整三脉的功能，不仅能防治三脉本身所发生的病变，而且通过按摩保持冲、任、督气血旺盛、循行畅通，还会起到抗衰老的作用。

脾胃是腹部的重要脏器，根据祖国医学理论，脾胃为后天之本，又是营卫、气血的发源地。《灵枢·动输篇》称"胃为五脏六腑之海"。五脏六腑、四肢百骸的营养均依靠胃所受纳的水谷精微，以为供养。按摩腹部对脾胃能起调整作用，从而能促进人体消化、吸收、排泄的功能。

脾胃在中焦，又是人体气机升降的枢纽。脾主升、胃主降，脾宜升则健，胃宜降则和，辞胃功能正常则清升浊降、气化正常、气血条达，使机体保持阴阳、气血相对平衡的状态。

脐在腹部的位置非常重要。《厘正按摩要术》在谈到脐部时曾说："人身之有脐，犹天之有北辰也，故名曰天枢，义曰神阙，是神气之穴，为保生之根。"又说："脐通五脏，真神往来之门也，故曰神阙。"可见，脐部在人体腹部的重要性。按摩腹部及脐部不仅对五脏六腑的功能活动有促进和调整的作用，而且由于脐部内通五脏六腑，外为风寒之门户，所以按摩脐部可以提高人体对疾病的抵抗能力，防止风寒等六淫的侵袭。

腹部按摩不仅能对局部起治疗作用，而且能对全身各个组织和器官起调整和促进的作用，是个整体的治疗方法。临床实践证明，以按摩腹部为主的脏腑经络按摩疗法，对许多顽固性疾病，如肺心病、肺气肿、高血压、冠心病、糖尿病、肾炎、肾盂肾炎等疾病都有很好的治疗作用和辅助治疗作用。

按摩能防治疾病，这是任何人都无法否认的事实。但是按摩能够治疗疾病绝不是由于局部受到机械刺激所致，而是通过神经、体液，反射性地提高机体的某些防御机能，或激发其机体的潜能，同时与经络的传导作用也有一定的关系。以上关于按摩治疗疾病的理论根据仅是根据祖国医学脏腑经络学说所做出的初步讨论。按摩对神经、体液等的作用和影响，有待今后进一步研究。

第一章　脏腑概述

脏腑是内脏的总称，按照脏腑的生理功能特点和形态结构，可分为脏、腑和奇恒之腑三类。脏即肝、心、脾、肺、肾，合称为"五脏"（在经络学说中，心包亦作为脏，故又称"六脏"）；腑即胆、胃、小肠、大肠、膀胱、三焦，合称为"六腑"；奇恒之腑即脑、髓、骨、脉、胆、女子胞。

五脏共同的生理特点是化生和贮藏精气，六腑共同的生理特点是受盛和运化水谷。奇恒之腑在形态上中空有腔与六腑相类，功能上贮藏精气与五脏相同，但与五脏六腑都有明显区别，因而被称为奇恒之腑。

中医学脏腑的名称虽与现代人体解剖学的脏腑名称相同，但在生理、病理上的含义却不完全相同。中医学藏象学中的一个脏腑的功能，可能包含着现代解剖、生理学中几个脏器的生理功能；而现代解剖、生理学中一个脏器的生理功能可能分散在藏象学说中的某几个脏腑的生理功能之中。这是因为中医学所讲的脏腑不单纯是一个解剖学的概念，更重要的是一个生理、病理学的概念，是一个功能单位的概念。下面将人体各脏腑简单介绍如下：

第一节　脏腑的主要生理功能

一、五脏

五脏是心、肺、脾、肝、肾的合称，其共同的生理功能是化生和贮藏精气，其功能虽各有所侧重，但彼此协调，共同维持生命过程。

（一）心

心位于胸中，两肺之间，横膈之上，有心包卫护于外，其形如倒垂的莲蕊。

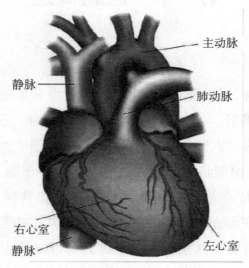

图 1-1　心脏

1.心的主要生理功能

（1）主血脉：心主血脉指心具有推动血液在脉管中运行的作用。心主血脉包括主血和主脉两个方面。血即血液；脉即脉管，为血之府，是血液运行的通道，故也称脉道。心脏与脉管相连，血液运行脉中，心、血、脉三者构成一个血液循环系统。心脏不停地搏动，推动血液在脉中运行，周流全身，循环不息，以供全身脏腑组织器官对营养物质的需要。心脏正常搏动，全赖心气。心气是推动血行脉中的基本动力。只有心气充沛，才能维持正常的心力、心率和心律，推动血液在脉管中正常运行。另外，血液的正常运行还必须血液本身充盈及脉道通利无阻。因此，血液在脉中正常运行，必须以心气充沛、血液充盈、脉道通利为基本条件。

心主血脉的生理功能可以从面色、舌色、脉象及胸部心前区感觉等方面反映出来。心主血脉功能正常，则面色红润，舌色淡红荣润，脉缓和有力，胸部舒畅；若心气不足、心血亏虚，则面色无华，舌色淡白，脉细无力，心悸；若心脉瘀阻，则面色灰暗，舌色青紫或见瘀斑，脉涩或结代，心前区憋闷、刺痛等。

（2）主神志：心主神志又称心藏神或心主神明。神有广义与狭义之分。广义之神是指整个人体生命活动的外在表现；狭义之神是指人的精神、意识、思维、活动，即心所主之神。现代生理学认为，人的精神、意识、思维活动是大脑的功能，即大脑对客观外界事物的反映；中医藏象理论认为，人的精神、意识、思维活动与五脏的生理功能有关，主要由心主宰。《素问·灵兰秘典》说："心者，君主之官，神明出焉。"可见，中医学所说的"心"除了具有现代医学循环系统的功能外，还包括了中枢神经系统的大部分功能。

心主神志的功能是否正常，可反映于精神、意识、思维和睡眠等方面。心主神志的功能正常，则精神振奋、神志清晰、思维敏捷、睡眠安稳；如功能异常，即可出现精神萎靡、反应迟钝、健忘、失眠多梦、神志不宁，甚至谵狂、昏迷等临床症状。

心主血脉与主神志的功能密切相关。血是神志活动的物质基础之一，如《灵枢·营卫生会》说："血者，神气也。"心血充足则心神得以营养，才能保持良好的精神心理状态。若心主血脉的功能失常，可出现精神、意识、思维和睡眠的异常。同时，心主血脉也受心主神志的影响，如紧张、愤怒、焦虑等心神变化，常可伴有面色和脉象的改变及心胸部感觉的异常。

2. 心的生理联系

（1）心合小肠：心与小肠通过经脉相互络属，构成表里关系。

（2）在体合脉、其华在面：心在体合脉，心脏不断地搏动，推动血液在脉内运行，通向全身，故常可在体表诊得脉动。体表脉动可反映心的功能状态。其华在面是指心的功能正常与否，可从面部的色泽表现出来。由于头面部的血脉极其丰富，全身血气皆上注于面，故心的气血充盛与否，可以显露于面部的色泽变化。心气旺盛、血脉充盈，则面部红润光泽、脉和缓有力；心气不足，可见面色无华、脉无力；心血亏虚，可见面色淡白、脉细无力；心脉痹阻，可见面色青紫、脉涩或结代；心火亢盛，可见面色红赤、脉洪数；心阳暴脱，可见面色苍白、脉微欲绝等。

（3）在窍为舌：心在窍为舌，又称心开窍于舌，是指通过观察舌的变化，可以了解心主血脉及藏神功能是否正常。心主血、藏神功能正常，则舌体红活荣润，柔软灵活，味觉灵敏，语言流利。若心有病变，亦可从舌上反映出来。如心血不足，则舌淡瘦薄；心火上炎，则舌红生疮；心血瘀阻，则舌质紫暗，或有瘀斑。若心主神志功能失常，则可见舌强、语謇，甚或失语等。

（4）在志为喜：心在志为喜是指心的生理功能与喜志有关。喜一般来说属于对外界刺激产生的良性反应。喜乐、愉悦的心情有益于心主血脉的功能，但喜乐过度则可使心气涣散、耗伤心神。另外，心为神明之主，不仅喜能伤心，而且五志过极均能损伤心神。

（5）在液为汗：汗是津液通过阳气的蒸化后，经汗孔排于体表的液体。心在液为汗是指心与汗有密切关系。心主血脉，血液与津液同源互化，血液中的水液渗出脉外则为津液，津液是汗液化生之源。心血充盈，津液充足，汗化有源；汗出过多，津液大伤，必然耗及心血。故有血汗同源、汗为心之液之说。同时，汗液的生成与排泄又受心神的主宰与调节。当情绪紧张、激动、劳动、运动及气候炎热时，均可见汗出现象。惊恐伤心神，也可导致大量汗出。

［附］心包络

心包络，简称"心包"，亦称"膻中"，是心脏外面的包膜，有保护心脏的作用。在经络学说中，手厥阴心包经与手少阳三焦经相为表里，故心包络属于脏。古代医家认为，心为人身之君主，不得受邪，所以若外邪侵心，则心包络当先受病，故心包有代心受邪之功用。在温病学说中，将外感热病中出现的神昏谵语等心神功能失常的病理变化，称之为热入心包或痰热蒙蔽心包。实际上，心包受邪所出现的病证即是心的病证，心和其他脏器一样，皆可受邪之侵。

（二）肺

肺位于胸腔，左右各一，覆盖于心之上。肺有分叶，左二右三，共五叶。肺上连气道，与喉、鼻相连，故称喉为肺之门户、鼻为肺之外窍。肺在五脏六腑之中位置最高，覆盖诸脏，因而有"华盖"之称。肺叶娇嫩，不耐寒热燥湿诸邪之侵。肺上通鼻窍，外合皮毛，与外界相通，易受外邪侵袭，故又有"娇脏"之称。

1. 肺的主要生理功能

（1）主气：肺主气包括主呼吸之气和主一身之气两个方面。

①主呼吸之气：肺具有呼吸的作用，是体内外气体交换的主要器官。人体通过肺的呼吸作用，不断吸入自然界清气，呼出体内浊气，吐故纳新，实现机体与环境之间的气体交换，以维持人体的生命活动。肺司呼吸的功能正常，则

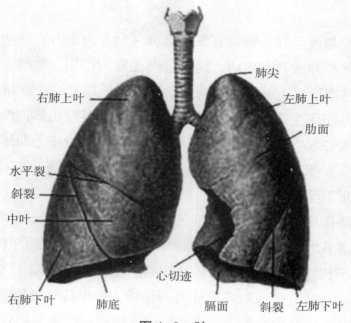

右肺上叶
水平裂
斜裂
中叶
右肺下叶　　肺底
肺尖
左肺上叶
肋面
心切迹
膈面　　斜裂　左肺下叶

图 1-2　肺

呼吸均匀、通畅。若病邪犯肺，影响其呼吸功能，则会出现胸闷、咳嗽、喘促、呼吸不利等症状。

②主一身之气：是指肺有主司一身之气的生成和运行的作用。

肺主一身之气的生成，体现于肺主宗气的生成。宗气由肺吸入的自然界清气，与脾胃运化的水谷之精气在肺中相结合而生成。宗气是一身之气的重要组成部分。宗气的生成关系着一身之气的盛衰，因而肺的呼吸功能健全与否，不仅影响着宗气的生成，也影响着一身之气的盛衰。

肺主一身之气的运行，体现于对全身气机的调节作用。升降出入是气运行的基本形式，肺有节律地呼吸，对全身之气的升降出入运动起着重要的调节作用。肺的呼吸均匀、通畅，节律一致，则各脏腑经络之气升降出入运动通畅、协调；肺的呼吸失常，不仅影响宗气的生成及一身之气的生成，导致一身之气不足，即所谓"气虚"，出现少气不足以息、声低气怯、肢倦乏力等症，并且影响一身之气的运行，导致各脏腑经络之气的升降出入运动失调。

肺主一身之气和呼吸之气实际上都基于肺的呼吸功能。肺的呼吸调匀是气的生成和气机调畅的根本条件。如果肺的呼吸功能失常，势必影响一身之气的生成和运行。若肺丧失了呼吸功能，清气不能吸入，浊气不能排出，新陈代谢停止，人的生命活动也就终结了。所以说，肺主一身之气的作用主要取决于肺的呼吸功能。

（2）主宣发与肃降肺：肺主宣发是指肺气具有向上升宣和向外周布散的作用；肺主肃降是指肺气具有向内、向下清肃通降的作用。肺的宣发与肃降功能是肺气运动的基本形式，肺的各种功能活动也多依靠肺的宣发和肃降来完成。

肺气的宣发作用主要体现在以下三个方面：一是呼出体内浊气；二是将脾所转输来的津液和水谷精微上输头面诸窍，外达于全身皮毛肌腠；三是宣发卫气于皮毛肌腠，发挥其作用。若肺失宣发，可致呼吸不畅、胸闷、喘咳以及鼻塞、喷嚏和恶寒无汗等病理现象。

肺气的肃降作用主要体现在以下三个方面：一是吸入自然界之清气；二是肺位最高，居诸脏之上，故肺将吸入的清气和由脾转输至肺的津液及水谷精微向下向内布散于其他脏腑，并将脏腑代谢后产生的浊液下输于肾或膀胱，成为尿液生成之源；三是肃清肺和呼吸道内的异物，以保持呼吸道的洁净。若肺失肃降，则肺气上逆，可出现呼吸表浅或短促、咳喘、气逆等症状。

肺气的宣发和肃降是相辅相成的矛盾运动。在生理情况下，它们相互依存、相互制约。在病理情况下，它们又常常相互影响。没有正常的宣发，就没有正常的肃降；反之，没有正常的肃降，也没有正常的宣发。宣发与肃降协调，则气道通畅，呼吸均匀，体内外气体得以正常交换，水谷精微得以正常的输布代谢。宣发与肃降失调，就会发生肺失宣发或肺失肃降的病变，如外感风寒，首先导致肺的宣发功能障碍而出现胸闷、鼻塞、恶寒发热、无汗等症状，同时也可引起肺的肃降功能失常而伴有咳嗽、喘息等症状。

（3）主通调水道：通即疏通，调即调节，水道即水液运行的通道。肺主通调水道是指肺对体内水液的输布、运行和排泄有推动和调节作用。由于肺参与体内水液代谢，位置又最高，故有肺主行水、肺为水之上源之说。

肺主通调水道的功能是通过肺气的宣发和肃降来实现的。肺气的宣发将脾气转输至肺的水液和水谷精微，向上向外布散，上至头面诸窍，外达全身皮毛肌腠，发挥濡润作用；输送到皮毛肌腠的水液在卫气的推动作用下化为汗液，并在卫气的调节作用下有节制地排出体外。肺气的肃降将脾气转输至肺的水液和水谷精微，向内、向下输送到其他脏腑，发挥濡润作用，并将脏腑代谢所产生的浊液（废水）下输至肾（或膀胱），成为尿液生成之源。若肺失宣发、肃降，影响主水的功能时，就会发生尿少、水肿、痰饮等水液运行障碍的病变。

（4）朝百脉，主治节：肺朝百脉是指全身的血液都通过百脉流经于肺，通过肺的呼吸，进行气体交换，然后再将富有清气的血液通过百脉输送到全身。

治节即治理、调节。肺主治节主要表现在四个方面。一是治理、调节呼吸运动：肺气的宣发与肃降作用协调，维持通畅、均匀的呼吸，使体内外气体得以正常交换；二是调理全身气机：通过呼吸运动，调节一身之气的升降出入，保持全身气机调畅；三是治理、调节血液的运行：通过肺朝百脉和气的升降出入运动，辅佐心脏，推动和调节血液的运行；四是治理、调节津液代谢：通过肺气的宣发与肃降，治理和调节全身水液的输布与排泄。由此可见，肺主治节是对肺的主要生理功能的高度概括。

2. 肺的生理联系

（1）肺和大肠：肺与大肠通过经脉互相络属，构成表里关系。

（2）在体合皮，其华在毛：皮毛包括皮肤、汗腺、毫毛等组织，是人身之表，是防御外邪侵袭的屏障。由于肺有宣发卫气于皮毛，输精于皮毛等生理功能，所以肺的生理功能正常，则皮肤致密，抗御外邪功能就强，皮肤红润光泽。若肺气虚，既可致卫表不固而见自汗或易感冒，又可因皮毛失濡而见枯槁不泽。

（3）在窍为鼻：鼻为呼吸之气出入的通道，与肺直接相连，所以称鼻为肺之窍。鼻具有主通气和主嗅觉的功能，鼻的通气和嗅觉功能都必须依赖肺气的宣发作用。肺气宣畅，则鼻窍通利，呼吸平稳，嗅觉灵敏；肺失宣发，则鼻塞不通，呼吸不利，嗅觉亦差。

（4）在志为悲（忧）：悲自外来，忧自内发。悲和忧虽略有不同，但其对人体生理活动的影响是大致相同的，因而忧和悲同属肺志。悲和忧皆为人体正常的情绪变化或情感反映。过度悲忧则属不良的情志变化，对人体的影响主要是损伤肺气，如悲伤过度可出现呼吸气短等肺气不足的现象；反之，肺气虚，人易产生悲忧的情绪变化。

（5）在液为涕：涕即鼻涕，为鼻黏膜的分泌液，有润泽鼻窍的作用。若肺气充足，则鼻涕润泽鼻窍而不外流；若寒邪袭肺，则鼻流清涕；若肺热壅盛，则涕黄浊；若燥邪犯肺，则鼻干。

（三）脾

脾位于中焦，在膈之下，左侧腹腔内。

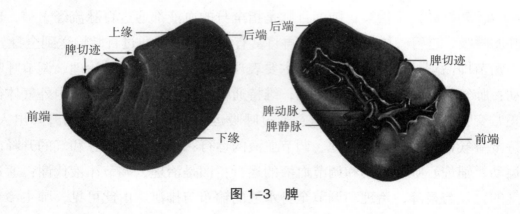

图 1-3 脾

1. 脾的主要生理功能

（1）主运化：运即转运输送，化即消化吸收。脾主运化是指脾具有把水谷转化为精微，并把精微物质吸收、转输到全身的生理功能。脾的运化功能包括运化水谷和运化水液两个方面。

①运化水谷：水谷泛指各种饮食物。运化水谷是指脾对饮食物的消化及精微物质的吸收和转输作用。饮食物入胃，经胃的受纳腐熟作用，使其初步消化，变为食糜，下送于小肠，经小肠受盛化物作用，使其进一步消化后，分为水谷精微和糟粕两部分，这一过程称之为"化"。其精微部分由小肠吸收，经脾的转输和布散作用，"上输于肺"和"灌溉四旁"，这一过程称之为"运"。食物的消化、吸收虽在胃和小肠中进行，但必须依靠脾的运化功能才能完成。因此，脾的运化功能健全，则能为化生精、气、血等提供充足的养料，全身脏腑组织就能得到充足的营养而发挥正常的生理功能。由于水谷是人出生之后维持生命活动所必需营养物质的主要来源，也是生成气血的物质基础，水谷的运化由脾所主，故说"脾为后天之本""气血生化之源"。若脾的运化功能减退，称为脾失健运，影响食物的消化和水谷精微的吸收，可出现腹胀、便溏、食欲不振、倦怠、消瘦等病变。

②运化水液：是指脾有吸收、转输水液，调节水液代谢的功能。脾的这一功能主要表现为两个方面：一是将胃和小肠消化、吸收的津液，以及大肠吸收的水液，由肾气的气化作用重新吸收的水液，经脾气的转输作用上输于肺，再由肺的宣发、肃降作用，输布于全身；二是在水液的代谢过程中起枢纽作用。肺为水之上源，肾主水而居于下，而脾居中焦，为水液升降输布的枢纽，凡水液之上腾下达均赖于脾的枢转。若脾运化水液的功能减退，则必然导致水液在

体内停聚的各种病变，而产生水湿痰饮等病理产物，甚至导致水肿，或流注肠道而成泄泻。

（2）主升：脾主升是指脾气的运动特点，以上升为主，具体表现为升清和升举内脏两个方面的生理作用。

①升清：清是指水谷精微等营养物质。脾主升清是指脾气上升，并将其运化的水谷精微上输于心、肺等脏，通过心、肺的作用化生气血，以营养全身。脾主升清是与胃主降浊相对而言的，两者相互为用，相辅相成。脾胃升降协调，共同完成饮食、水谷的消化，水谷精微的吸收、转输及糟粕的排泄。若脾气虚弱而不能升清，浊气亦不得下降，则上不得精气滋养而见头目眩晕、神疲乏力，中有浊气停滞而见腹胀满闷，下有精气下流而见便溏、泄泻等。

②升举内脏：是指脾气上升能起到维持内脏位置的相对稳定，防止其下垂的作用。若脾气虚弱，无力升举，反而下陷，可导致某些内脏下垂，如胃下垂、肾下垂、子宫脱垂、脱肛等，称为"中气下陷"或"脾气下陷"。

（3）主统血：统即统摄、控制的意思，脾主统血是指脾气有统摄、控制血液在脉中运行而不溢出脉外的功能。脾气统摄血液的功能，实际上是气的固摄作用的体现。脾气健旺，固摄作用健全，血液则循脉运行而不溢出脉外；若脾气虚弱，则固摄功能减退，血液失去统摄而导致出血。

2. 脾的生理联系

（1）脾和胃：脾与胃通过经脉相互络属，构成表里关系。

（2）在体合肉，主四肢：脾在体合肉，主四肢是指人体肌肉的丰满壮实、四肢的正常活动，都与脾运化功能有密切关系。肌肉、四肢所需的营养靠脾运化水谷精微供给。脾的运化功能正常，对肌肉、四肢的营养供给充足，则肌肉丰满壮实，四肢活动轻劲有力；若脾的运化功能失常，营养不足，就会导致肌肉瘦削，软弱无力，四肢倦怠无力，甚或痿废不用。

（3）在窍为口，其华在唇：这里的口是指人的食欲、口味。脾开窍于口即指食欲和口味与脾的运化功能有关。脾气健旺，则食欲旺盛，口味正常；若脾失健运，则食欲不振，口淡乏味，或口腻、口甜等。

脾之华在唇是指口唇的色泽可以反映脾脏功能的盛衰。脾气健旺，气血充足，则口唇红润、光泽；脾失健运，气血衰少，则口唇淡白、不泽。

（4）在志为思：思即思虑，属人体的情志活动或心理活动的一种形式。正常限度内的思虑，是人人皆有的情志活动，对机体并无不良影响。但思虑过度，或所思不遂，最易妨碍脾气的运化功能，致使脾气结滞，脾气不升，影响脾的运化，而出现不思饮食、脘腹胀闷、头目眩晕等症状。

（5）在液为涎：涎为口津，即唾液中较清稀的部分，具有保护口腔黏膜、润泽口腔的作用。在进食时，涎分泌旺盛，有助谷食的咀嚼和消化。脾的运化功能正常，津液上注于口而为涎，化生适量，不溢于口外；若脾胃不和，或脾气不摄，则会导致涎液化生异常增多，可见口涎自出等现象。

［附］脾与胰腺

胰腺，在人体上腹部深处。胰腺虽小，但作用不凡，可以说它是人体中最重要的器官之一。有个成语叫"病入膏肓"其实就是病到胰腺的位置，也就是胰腺得病，结果是非常严重的，中医所说得脾胃者生，失脾胃者死，证明脾胃很重要，但是脾割掉人可以生活，胰腺割掉生命就终止。

胰腺"隐居"在腹膜后，知名度远不如其近邻的脾胃、肝胆，但胰腺为混合性分泌腺体，由外分泌腺体和内分泌腺体两部分组成。它的外分泌腺主要分泌胰液，内含碱性的碳酸氢盐和各种消化酶，其功能是中和胃酸，消化糖、蛋白质和脂肪。内分泌腺主要分泌胰岛素、胰高血糖素，其次是生长激素释放抑制激素、肠血管活性肽、胃泌素等。胰腺的归属问题从古至今医家说法不一，有的医家认为胰腺是实体，应划为"脏"；大部分医家从其功能划分认为应划归"脾"。在此提供读者参考。

（四）肝

肝位于腹腔，横膈之下，右胁之内。

1. 肝的主要生理功能

（1）主疏泄：疏即疏通，泄即发散，肝主疏泄是指肝具有疏通、畅达全身气机，进而促进血液、津液的运行输布，脾胃之气的升降、胆汁的分泌与排泄以及情志的舒畅等作用。肝的疏泄功能反映了肝脏主升、主动的生理特性，故称肝为"刚脏"。

①调畅气机：气机即气的升降出入运动。人体脏腑、经络、形体、官窍的机能活动全赖于气的升降出入运动。肝的疏泄作用能调畅全身气机，使气的运行通畅无阻。因此，肝的疏泄功能正常，则气机调畅，气血和调，经络通利，

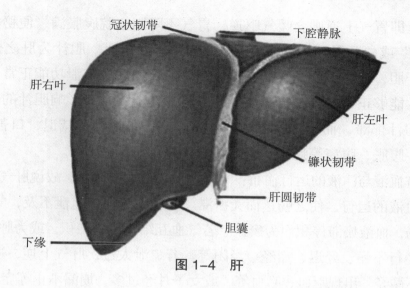

图 1-4 肝

脏腑、形体、官窍等的功能活动也稳定有序；肝的疏泄功能失常，则气机失调，称为"肝失疏泄"。肝失疏泄可表现为两个方面：一是疏泄不及，形成气机不畅，气机郁结的病理变化，称为"肝气郁结"，多表现为胸胁、两乳或少腹等肝经循行部位的胀满、疼痛不舒等；二是疏泄太过，导致肝气亢逆的病理变化，称为"肝气上逆"，多表现为头胀头痛，面红目赤，胸胁、乳房胀痛，或使血随气逆而吐血、咯血，甚则猝然昏厥等。

②调畅情志：情志活动指人的情感、情绪变化，是精神活动的一部分。情志活动分属五脏，但由心所主，与肝的疏泄功能有关。因为人之所以有正常的情志活动，主要依赖于气血的正常运行。而血的正常运行又要依赖于气机的调畅。肝的疏泄功能具有调畅气机、促进血液运行等生理作用，是机体气血正常运行的重要条件。所以说，肝的疏泄功能具有调畅情志的作用，能使人心情舒畅，既不亢奋，也不抑郁。若肝疏泄不及，肝气郁结，可见心情抑郁不乐，悲忧善虑，甚则沉默寡言，时欲悲伤、啼哭等；若肝升发太过，肝气上逆，常见烦躁易怒，亢奋激动，失眠多梦，甚至妄言失态，喧闹不宁等。反之，情志活动异常，又多影响肝的疏泄功能，导致肝气郁结或肝升太过等气机失调的病变。

③促进脾胃的消化：肝对脾胃的影响主要表现在以下两方面。一是促进脾升胃降。肝气疏泄，调畅气机，有助于脾胃之气的升降协调，从而促进脾胃的运化功能。若肝的疏泄功能失常，则不仅影响脾的升清，清气不得上升而致眩晕，清气下陷而致飧泄，称为"肝气犯脾"或"肝脾不和"，而且也能影响

胃的降浊，即胃气上逆则会嗳气呕逆，胃气不降则会脘腹胀满、便秘等，称为"肝气犯胃"或"肝胃不和"。二是胆汁的分泌和排泄。胆汁为肝之余气所化生，贮存于胆，泄注于小肠，具有促进消化的作用。肝疏泄功能正常，气机调畅，胆汁才能够正常地分泌与排泄；若肝疏泄功能失常，影响胆汁的分泌与排泄，导致胆汁郁滞，而影响脾胃的运化功能，可出现食欲减退、口苦、黄疸、厌食油腻、腹胀、腹痛等症状，胆汁郁滞日久，则易生结石。

④促进血液与津液的运行输布：气能运血，气行则血行，故说肝气的疏泄作用能促进血液的运行，使之畅达而无瘀滞。若肝失疏泄，疏泄不及，气机郁结，则血行不畅，血液瘀滞停积而为瘀血。若气血互结，或为癥积，或为肿块，在女子可出现经行不畅、经迟、痛经、经闭等。若疏泄太过，肝气上逆，迫血上涌，又可使血不循经，出现呕血、咯血等，或女子月经过多、崩漏不止等症状。

气能行津，气行则津布，故说肝的疏泄作用能促进津液的输布代谢。若肝气疏泄功能失常，气机郁结，亦会导致津液的输布代谢障碍，形成水湿痰饮等病理产物。若痰气互结，则可形成痰核等病症。

⑤促进男子排精与女子排卵行经：精闭藏在肾，而男子精液溢泄由肝疏泄功能控制与调节。肝疏泄条达，经络疏通，则精窍启闭有常，精液藏泄适度；若肝失疏泄，气机郁结，经脉不舒，精关失启，则精出量少或不射；若肝疏泄太过，又可发生遗精、早泄。

女子的排卵也是肝气疏泄和肾气闭藏功能相互协调的体现。气机调畅又是女子行经能否通畅有度的重要条件。肝气的疏泄功能正常，则月经周期正常，经行通畅；若肝失疏泄，气机失调，则见月经周期紊乱，经行不畅，甚或痛经。

（2）主藏血：肝主藏血是指肝脏具有贮藏血液、调节血量和防止出血的功能。

①贮藏血液：在正常情况下，人体的血液绝大部分是运行不息的，但还有一定量的血液贮存于肝。肝内贮存一定量的血液，其生理意义有以下三个方面。一是涵养肝气。肝中所藏血液，能够营养肝脏本身，保持肝体柔和，制约肝之阳气，使其不致升动太过，从而维持肝的阴阳平衡，使肝的疏泄功能正常。如果肝血不足，易致肝阳上亢、肝火上炎、肝风内动等病理变化。二是濡养肝及筋目。肝中所贮藏的血液可濡养肝脏及其与之相联系的形体官窍，使其发挥正常的生理功能。若肝藏血不足，可出现肝血虚亏，濡养功能减退的病

变。若不能濡养于目，则两目干涩昏花，或为夜盲；若不能濡养筋，则筋脉拘急，肢体麻木，屈伸不利。三是为经血之源。肝中所藏的血液是女子月经来潮的重要保证。肝血充足，冲脉血液充盛，月经按时来潮；肝血不足时，可见月经量少，甚则闭经。

②调节血量：在正常情况下，人体各部分的血量是相对恒定的，但是随着机体活动量的增减、情绪的变化、外界气候的变化等因素，人体各部分的血量也随之有所变化。这种变化是通过肝的藏血和疏泄功能实现的。当机体活动剧烈、情绪激动、气候炎热时，肝脏就通过肝气的疏泄作用将所贮藏的血液向外周输布，以供机体的需要。当人体处于安静、情绪稳定、气候寒冷时，机体外周对血液的需求量相对减少，部分血液便又归藏于肝。

③防止出血：肝主凝血，以防止出血。气有固摄血液之能，肝气充足，则能固摄肝血而不致出血；又因阴气主凝，肝阴充足，肝阳被涵，阴阳协调，则能发挥凝血功能而防止出血。肝藏血功能失职，可引起各种出血，称为"肝不藏血"。

2. 肝的生理联系

（1）肝和胆：胆附于肝，其经脉相互络属，构成表里关系。

（2）在体合筋，其华在爪：筋即筋膜，附着于骨而聚于关节，是连接关节、肌肉，主司关节运动的组织。肝主筋主要是指筋依赖于肝血的濡养。肝血充足，筋得其养，才能运动灵活而有力，能耐受疲劳，并能较快地解除疲劳；如果肝血亏虚，筋脉得不到很好的濡养，则筋的运动能力就会减退，可出现手足震颤、肢体麻木、屈伸不利等征象，称为"血虚生风"。

爪即爪甲，包括指甲和趾甲，乃筋之延续，所以有"爪为筋之余"之说。爪甲赖肝血以濡养，肝血的盛衰可以影响到爪的荣枯。肝血充足，则爪甲坚韧、红润、光泽；若肝血不足，则爪甲萎软而薄，枯而色夭，甚则变形、脆裂。

（3）在窍为目：目为视觉器官，具有视物功能，故又称"睛明"。肝的经脉上连目系，肝之血气循此经脉上注于目，使其发挥视觉作用。所以目的视物功能虽依赖于五脏六腑之精的濡养，但主要依赖肝血之濡养和肝气之疏泄。肝之精血充足，肝气调和，目才能正常发挥其视物辨色的功能。若肝血不足，则会导致两目干涩、视物不清或夜盲等症；肝经风热则目赤痒痛；肝风内动则目睛上吊、两目斜视。由于肝与目在生理、病理上关系密切，所以临床上凡目疾主要以治肝为主。

（4）在志为怒：怒是人在情绪激动时的一种情志变化。一般来说，怒志人人皆有，一定限度内的情绪发泄对维持机体的生理平衡有重要的意义，但大怒或郁怒不解，对于机体是一种不良的刺激。大怒暴怒可导致肝气升发太过，表现为烦躁、易怒、激动、亢奋，称为"大怒伤肝"；郁怒不解，则易致肝气郁结，表现为心情抑郁、闷闷不乐，称为"郁怒伤肝"。若肝之精血不足，不能涵养怒志，或肝阴不足，肝阳偏亢，则稍有刺激，即易发怒。

（5）在液为泪：肝开窍于目，泪从目出，泪有濡润、保护眼睛的功能，在正常情况下，泪液的分泌是濡润而不外溢，但在异物侵入目中时，泪液即可大量分泌，起到清洁眼目和排除异物的作用。在病理情况下，可见泪液分泌异常。如肝血不足，泪液分泌减少，常见两目干涩；如肝经湿热，可见目眵增多、迎风流泪等。此外，在极度悲伤的情况下，泪液的分泌也可大量增多。

（五）肾

肾位于腰部，脊柱两侧，左右各一。

1. 肾的主要生理功能

（1）主藏精：肾主藏精是指肾具有贮存、封藏精气的生理功能。肾所藏的

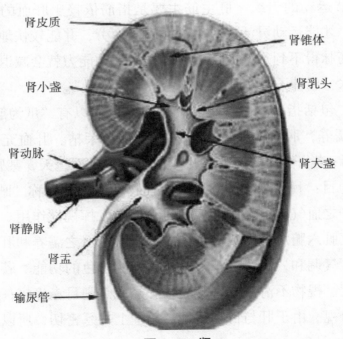

图 1-5　肾

精称为"肾中精气"，又称"肾精"，包括"先天之精"和"后天之精"。先天之精来源于父母的生殖之精，是形成生命（胚胎）的原始物质，出生之后，则是人体生长、发育和生殖的物质基础。后天之精来源于脾胃化生的水谷之精，经脾转输至五脏六腑，成为脏腑之精，以维持各脏腑的生理功能，其剩余部分则贮藏到肾中，以备不时之需。先、后天之精同藏于肾，两者相互资助、相互为用。后天之精有赖于先天之精的活力资助，才能不断地化生；先天之精依赖后天之精的不断培育和充养，才能日渐充盛。因此说，肾为先天之本，受五脏六腑之精而藏之。肾中精气具有主人体生长、发育与生殖，协调全身阴阳平衡，参与血液生成等生理功能。

①主生长、发育与生殖：肾中精气的盛衰关系着人体的生长、发育和生殖能力。

A. 主人体的生长、发育：人自出生之后，肾中精气逐渐充盛，到幼年期，在生长、发育方面则表现出头发生长较快而渐稠密，更换乳齿的迅速变化，同时骨骼逐渐生长而身体增高；到青年期，肾中精气更加充盛，表现为长出智齿，骨骼长成，人体达到一定高度，开始具有生殖能力；到壮年期，肾中精气充盛至极，表现出筋骨坚强、头发黑亮、身体壮实、精力充沛的状态；到老年期，随着肾中精气的逐渐衰减，表现出面色憔悴、头发脱落、牙齿枯槁及生育能力丧失等现象。因此，肾中精气在人体生长、发育过程中起着十分重要的作用。若肾中精气不足，则表现为小儿生长、发育不良，成人则为早衰。

B. 主人体的生殖功能：人出生后随着肾中精气的不断充盈，产生了天癸。天癸是肾中精气充盈到一定程度而产生的一种精微物质，具有促进人体生殖器官发育成熟和维持人体生殖机能的作用。天癸来至，女子月经来潮，男子出现排精现象，具备了生殖能力。其后，肾中精气不断充盈，从而维持人体生殖机能旺盛。中年以后，肾中精气逐渐衰少，天癸亦随之衰减，以至竭绝。没有了天癸的作用，生殖机能逐渐衰退，最后丧失生殖机能而进入老年期。因此，肾中精气关系到人的生殖机能，是人类生育、繁衍的根本。

②主一身之阴阳：肾具有主宰和调节全身阴阳、维持机体阴阳动态平衡的功能。肾中精气含有阴、阳两种生理效应。肾阴又叫"元阴""真阴"，是人体阴液的根本，对机体各脏腑组织起着濡润、滋养的作用；肾阳又叫"元阳""真阳"，是人体阳气的根本，对机体各脏腑组织起着温煦、推动的作用。肾阴与肾阳相互制约、相互依存、相互为用，共同维持着人体阴阳的相对动态平衡。

在病理情况下，如果肾阴不足，滋润濡养的功能减退，会导致脏腑功能虚性亢奋，产生虚热性病变，可见五心烦热、潮热盗汗、腰膝酸软等症状；肾阳不足，温煦和推动功能减退，会产生虚寒性病变，出现精神疲惫、腰膝冷痛、形寒肢冷、小便清长等症状。此外，其他各脏阴阳不足的病变，最终也会累及肾阴肾阳，故有"久病及肾"的说法。

③参与血液的生成：肾藏精，精生髓，髓可生血，精血同源，肾精与肝血之间可以相互转化，故有"血之源头在于肾"之说。

（2）主水：肾主水是指肾具有主持和调节全身水液代谢的功能，主要体现在以下两个方面。

①肾对参与水液代谢脏腑的促进作用：机体水液的代谢是一个复杂的生理过程，它是在肺、脾、肾、胃、小肠、大肠、三焦、膀胱等脏腑的共同参与下完成的。但各脏腑之气必须在其阴阳协调、平衡的状态下，才能正常参与水液代谢，而肾阴肾阳是各脏腑阴阳的根本。肾阴肾阳通过对各脏腑阴阳的资助作用，主持和调节着机体水液代谢的各个环节。

②肾的生尿和排尿作用：水液代谢过程中，各脏腑形体官窍代谢后产生的浊液（废水），通过三焦水道下输于肾，在肾气的气化作用下，分为清、浊两个部分，清者吸收，由脾的转输作用通过三焦水道上输于肺，重新参与水液代谢；浊者化为尿液，在肾与膀胱的推动作用下排出体外。

人体的水液代谢与肺、脾、肾、胃、小肠、大肠、膀胱、三焦等许多脏腑有密切关系。而肺的宣发和肃降、脾的运化和转输、肾的蒸腾和气化，是调节水液代谢平衡的中心环节，尤以肾的作用贯穿始终，居于极其重要的地位。病理情况下，肾主水的功能失调，气化失职，开合失度，就会引起水液代谢障碍。合多开少，可见尿少、水肿等病变；而开多合少，又可见尿清长、尿量多、尿频等病变。

（3）主纳气：肾主纳气是指肾有摄纳肺所吸入的自然界清气，保持吸气的深度，防止呼吸表浅的作用。人的呼吸功能由肺所主，但吸入的清气，由肺的肃降作用下达于肾，经肾的摄纳、潜藏，使其维持一定的深度，以利于气体的交换。肾纳气功能的物质基础是肾中精气。肾中精气充足，摄纳有权，则呼吸均匀、调和；若肾中精气亏虚，摄纳无权，肺吸入之清气不能下纳于肾，则会出现呼吸表浅，或呼多吸少、动则气喘等病理表现，称为"肾不纳气"。

2. 肾的生理联系

（1）肾和膀胱：肾与膀胱通过经脉相互络属，构成表里关系。

（2）在体合骨，主骨生髓，其华在发：肾藏精，精生髓，髓居于骨中，称为"骨髓"。骨的生长、发育有赖于骨髓所提供的营养。只有肾中精气充足，骨髓生化有源，骨骼得到髓的滋养，才能坚固有力；若肾中精气不足，骨髓生化无源，不能营养骨骼，便会出现小儿囟门迟闭、骨软无力，以及老年人骨质脆弱，易于骨折等。齿与骨同出一源，亦由肾中精气充养，故称"齿为骨之余"。牙齿松动、脱落及小儿齿迟等，多与肾中精气不足有关。

髓分骨髓、脊髓和脑髓，皆由肾中精气化生。肾中精气的盛衰不仅影响骨骼的发育，而且也影响脊髓及脑髓的充盈。脊髓上通于脑，脑由髓聚而成，故称"脑为髓之海"。因此，肾中精气充足，髓海得养，脑发育健全，则思维敏捷，精力充沛；反之，肾中精气不足，髓海空虚，脑失所养，则见头晕目眩、耳鸣、下肢酸软无力等。可见，脑的功能虽然总统于心，但是与肾亦有密切关系。

发的生长赖血以养，故称"发为血之余"。肾藏精，精化血，发的生机根源于肾，发之生长与脱落、润泽与枯槁常能反映肾中精气的盛衰。青壮年精血旺盛，发长而润泽，老年人精血衰少，发白而脱落，皆属常理。但临床所见的未老先衰，年少而头发枯萎、早脱、早白等，则与肾中精气不足有关，故说"肾其华在发"。

（3）在窍为耳及二阴：耳是听觉器官，耳的听觉功能依赖肾中精气的充养。肾中精气充盈，髓海得养，听觉灵敏，分辨力高；若肾中精气虚衰，则髓海失养，可见听力减退，或耳鸣，甚则耳聋。人到老年，由于肾中精气衰少，则多表现为听力减退。

二阴指前阴和后阴。前阴是指外生殖器，有排尿和生殖的作用；后阴是指肛门，有排泄粪便的功能。尿液的贮藏和排泄虽在膀胱，但必须依赖于肾的气化和固摄作用协调。肾的气化及固摄作用失常，则可见尿频、遗尿、尿失禁、尿少或尿闭等小便异常的病证。粪便的排泄本属大肠的传化糟粕功能，但亦与肾气的推动和固摄作用有关。若肾气不足，则推动无力而致气虚便秘，或固摄无权而致大便失禁，久泄滑脱。前阴是人体的外生殖器，其生殖功能与肾中精气关系密切。肾中精气充足，则生殖功能正常；肾中精气不足，则可导致人体性器官的发育不良和生殖能力减退，从而导致男子阳痿、早泄、少精、滑精、遗精及不育等，女子则见梦交、月经异常及不孕等。

（4）在志为恐：恐是一种恐惧、害怕的情志活动，与肾的关系密切。恐使精气却而不上行，反而令气下走，使肾中精气不能正常地布散，所以说"恐伤肾""恐则气下"。

恐与惊相似，都是指惧怕的精神状态。但两者又有区别，恐自内生，惊自外来。可以说，恐是由一种相对固定的长期的外来刺激引起的条件反射所导致的一种心理状态，而惊则是突然的外界刺激所引起的一种精神活动表现。惊恐虽然是人体对外来刺激的一种正常反映，但是惊恐对机体是一种不良刺激，过度惊恐可使人心神不安、心气逆乱，所谓"惊则气乱"。

（5）在液为唾：唾是唾液中较稠厚的部分，多出于舌下，有润泽口腔、滋润食物及滋养肾精的功能。唾由肾精化生，若咽而不吐，则能回滋肾精；若多唾、久唾，则能耗伤肾精。

二、六腑

六腑是胆、胃、小肠、大肠、膀胱、三焦的总称。六腑多为中空有腔的脏器。它们的共同生理功能是受盛和传化水谷，其气具有通降下行的特性。每一腑都必须适时排空其内容物，才能保持六腑通畅，功能协调，故有"六腑以通为用，以降为顺"之说。

（一）胆

胆与肝相连，附于肝之短叶间。胆是中空的囊状器官，内藏胆汁。

胆汁色黄绿，味苦，古人认为，胆汁是清纯、清净的精微物质，称为"精汁"。胆的形态结构与其他五腑相同，为中空有腔的器官，故为六腑之一。但胆藏精汁，又与五脏"藏精气"的功能相似，且不与饮食、水谷直接接触，只是排泄胆汁入肠，以促进饮食物的消化和吸收，故又属奇恒之腑。胆的主要生理功能是贮藏和排泄胆汁，主决断。

1. 贮藏和排泄胆汁

胆汁来源于肝脏，进入胆腑，由胆腑浓缩并贮藏，并在肝的疏泄作用下，排泄入小肠。胆汁具有促进饮食消化的作用。胆汁的分泌和排泄受肝疏泄功能的控制和调节。肝的疏泄正常，则胆汁的分泌和排泄通畅。若肝的疏泄功能失

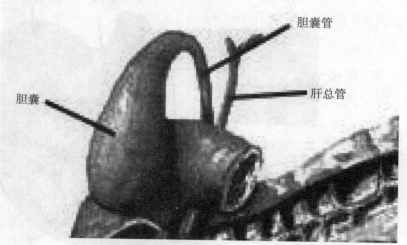

图 1-6　胆

常，胆汁的分泌和排泄障碍，会影响脾胃的消化功能，出现厌食、腹胀、腹泻等消化不良的症状；若胆汁外溢，浸渍肌肤，则可见黄疸，出现目黄、身黄、小便黄等症状；若胆汁上逆，则可出现口苦、呕吐黄绿苦水等症状。

2. 主决断

胆主决断是指胆在精神意识思维活动中，具有判断事物、做出决定的作用。胆的这一功能能防御和消除某些精神刺激的不良影响。胆气豪壮之人，剧烈的精神刺激对其所造成的影响较小，且恢复也较快；胆气虚弱之人，在受到不良精神刺激时，易出现胆怯、易惊、失眠、多梦等精神情志异常的病变。

（二）胃

胃位于膈下，腹腔上部，上接食道，下通小肠。胃又称为胃脘，分上、中、下三部：胃的上部为上脘，包括贲门；胃的下部为下脘，包括幽门；上、下脘之间的部分称中脘。胃的主要生理功能是主受纳、腐熟水谷，主通降。

1. 主受纳水谷

胃主受纳水谷是指胃具有接受和容纳饮食、水谷的作用。饮食从口而入，经过食道，容纳于胃，故胃有"太仓""水谷之海"之称。胃主受纳水谷的功能既是胃主腐熟功能的基础，也是饮食消化、吸收的基础。胃的受纳功能正常，则食欲旺盛；若胃的受纳功能失常，可出现纳呆、厌食、胃脘胀满等症状。

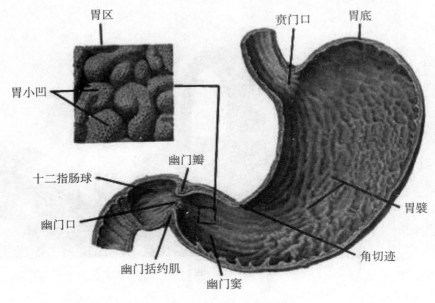

图 1–7　胃

2. 主腐熟水谷

胃主腐熟水谷是指胃将饮食初步消化，形成食糜的作用。容纳于胃中的饮食，经过胃的磨化和腐熟作用后，精微物质被吸收，并由脾气转输，未被消化的食糜则下传于小肠做进一步消化。若胃的腐熟功能障碍，可出现胃脘疼痛、嗳腐吞酸等食滞胃脘的症状。

3. 主通降

胃主通降是指胃气宜保持通畅下降的运动趋势。胃气的通降作用主要体现于饮食物的消化和糟粕的排泄过程中。

（1）饮食物入胃，胃容纳而不拒之。

（2）经胃气的腐熟作用而形成的食糜，下传小肠做进一步消化。

（3）食物残渣下移大肠，燥化后形成粪便。

（4）粪便有节制地排出体外。脾主升，胃主降，脾升胃降协调，共同完成饮食的消化、吸收和排泄。

胃的通降是受纳的前提条件，若胃失和降，则出现纳呆、口臭、胃脘胀满或疼痛、大便秘结等胃失和降之症。若胃气不降反而上逆，则出现恶心、呕吐、呃逆、嗳气等胃气上逆之症。

胃的生理特性是喜润恶燥。胃的受纳、腐熟不仅依赖胃气的推动，也需胃中津液的濡润。胃中津液充足，则能维持其受纳、腐熟的功能和通降、下行的特性。胃为阳土，其病易成燥热之害，胃中津液每多受损。所以在治疗胃病时，要注意保护胃中津液。

（三）小肠

小肠位于腹中，是一个细长的管状器官，呈迂曲回环迭积之状。其上口与胃在幽门相接，下口与大肠在阑门相连。小肠的主要生理功能是主受盛化物、主泌别清浊。

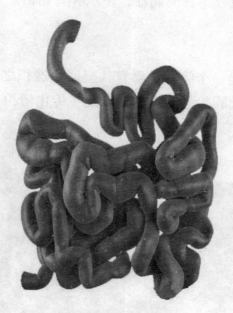

图1-8 小肠

1. 主受盛化物

小肠主受盛化物的功能主要表现在两个方面：一是小肠接受由胃腑下传的食糜而盛之，即受盛作用；二是指食糜在小肠内必须停留一定时间，对其进一步消化，化为精微和糟粕两个部分，即化物作用。小肠的受盛化物功能失调，可见腹胀、肠鸣、便溏等症状。

2. 主泌别清浊

泌别清浊是指小肠对胃传给它的食糜做进一步消化的过程中，将其分为清、浊两个部分：清者即水谷精微和津液，由小肠吸收，经脾的升清作用输布全身；浊者即食物残渣，经胃及小肠之气的作用传送到大肠。小肠在吸收水谷精微的同时，还吸收了大量的水液，参与了人体的水液代谢，故有"小肠主液"之说。

小肠主泌别清浊的功能正常，则水液和糟粕各行其道而二便正常；若小肠泌别清浊功能失常，清浊不分，水液归于糟粕，就会出现大便泄泻、小便短少等症状，故治疗这种泄泻，常用"利小便所以实大便"的方法。

由此可见，小肠主受盛化物、主泌别清浊的功能，在饮食的消化过程中起着十分重要的作用。但在藏象学说中，常将其归属于脾胃的纳运功能，所以，临床上对小肠消化、吸收不良的病症，多从脾胃论治。

（四）大肠

大肠居腹中，也是一个管腔性器官，呈回环迭积之状。其上口在阑门处接小肠，下端即肛门。大肠的主要生理功能是主传化糟粕、主津。

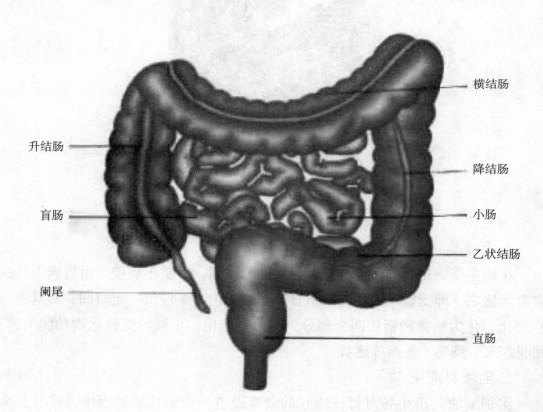

图1-9　大肠

1. 主传化糟粕

大肠接受由小肠下传的食物残渣，吸收其中多余的水液，形成粪便。大肠之气的运动将粪便传至大肠末端，经肛门有节制地排出体外。如大肠的传导糟粕功能失常，则会出现排便异常，常见的有大便秘结或泄泻。大肠的传化糟粕功能还与胃的通降、肺的肃降、脾的运化、肾的气化和固摄作用有关。

2. 主津

大肠接受由小肠下传的含有水液的食物残渣，将其中的水液吸收，使之形成粪便，即所谓燥化作用。大肠吸收水液，参与体内水液代谢，故说"大肠主津"。大肠主津的功能失常，则大肠中的水液不得吸收，水与糟粕俱下，可出现肠鸣、腹痛、泄泻等症状。若大肠津亏，肠道失润，又会导致大便秘结不通。

（五）膀胱

膀胱位于小腹中央，是一个中空的囊状器官。其上有输尿管与肾相通，其下有尿道，开口于前阴。膀胱的主要生理功能是贮存尿液、排泄尿液。

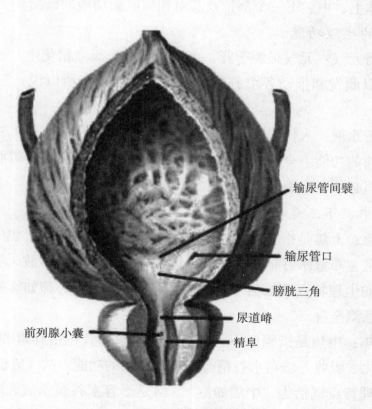

输尿管间襞

输尿管口

膀胱三角

尿道嵴

精阜

前列腺小囊

图 1-10　膀胱

1. 贮存尿液

人体的津液通过肺、脾、肾等脏的作用，布散全身，发挥滋润营养的作用。其代谢后的浊液则下归于肾，经肾的气化作用，升清降浊，清者回流体内，重新参与水液代谢；浊者变成尿液下输于膀胱，由膀胱贮存。

2. 排泄尿液

尿液贮存于膀胱中，达到一定容量时，即排出体外。尿液的按时排泄，由肾及膀胱之气的激发和固摄作用调节。肾与膀胱之气的作用协调，则膀胱开合有度，尿液可及时排出体外；若肾与膀胱之气的激发和固摄作用失常，膀胱开合失权，既可出现小便不利或癃闭，又可出现尿频、尿急、遗尿、小便失禁等症状。

（六）三焦

三焦是上焦、中焦、下焦的合称。历代医家对三焦的形态和实质认识不一，归纳起来，主要有：一是指分布于胸腹腔的一个大腑，如明代张景岳说："三焦者，确有一腑，盖脏腑之外，躯体之内，包罗诸脏，一腔之大腑也。"二是指划分人体上、中、下三个部位及其对相应脏腑功能的概括。

1. 三焦的生理功能

（1）通行元气：元气根源于肾，由肾所藏的先天之精化生，通过三焦布达五脏六腑，以激发和推动各个脏腑组织的功能活动。所以说，三焦是元气通行的道路。

（2）运行水液：人体津液输布运行与排泄的道路称为水道。三焦有疏通水道、运行水液的功能。全身水液的输布和排泄是由肺、脾、肾等脏的协同作用而完成的，但必须以三焦为通道，才能升降出入运行。

2. 上、中、下三焦部位的划分及其生理特点

（1）上焦：上焦是指膈以上的胸部，包括心、肺两脏。上焦的生理特点是主宣发和布散，布散水谷精微和津液，以营养、滋润全身。故《灵枢·营卫生会》将上焦的生理特点概括为"上焦如雾"，喻指上焦心肺如雾露弥漫一样布散气血，以灌溉全身。

（2）中焦：中焦是指膈以下、脐以上的上腹部，包括脾胃和肝胆等脏腑。中焦具有消化、吸收并输布水谷精微和化生血液的功能。故《灵枢·营卫生会》将中焦的生理特点概括为"中焦如沤"。沤是形容水谷腐熟成乳糜的状态，生动地表述了脾、胃、肝、胆等脏腑消化饮食的生理过程。

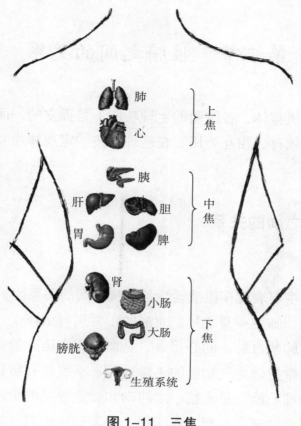

图 1-11 三焦

　　自《内经》以来，就有肝属中焦和肝属下焦两种说法。如《内经》的脉法和晋代王叔和的《脉经》中，均以肝应左关而属中焦。但明清温病学以三焦作为辨证的纲领后，将外感热病后期出现的一系列肝风内动病症，归于下焦的范围，故肝又属于下焦。因此，从部位划分而言，肝属中焦。而肝属下焦之说，主要是辨证上的概念，不是说肝位于脐下。

　　（3）下焦：下焦是指脐以下至二阴的部位，包括肾、大肠、小肠、膀胱、女子胞等。下焦的功能主要是排泄糟粕和尿液，即是指小肠、大肠、肾和膀胱的功能而言。故《灵枢·营卫生会》将下焦的生理特点概括为"下焦如渎"。渎即水道，形容下焦像水道一样排泄水液和糟粕。

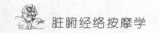

第二节　脏腑之间的关系

人体是一个有机整体，各脏腑的生理功能不是孤立的，而是存在着在生理上相互制约、相互依存、相互为用，在病理上按一定规律相互传变、相互影响的关系。

一、脏与脏之间的关系

（一）心与肺

心与肺的关系主要表现在血液运行与呼吸之间的关系。

心主一身之血，肺主一身之气，血液的正常运行依赖于心气的推动，亦有赖于肺气的辅助。肺朝百脉，助心行血，是血液正常运行的必要条件。心主血脉功能正常，又能维持肺主气功能的正常进行。宗气具有贯心脉以行气血，走息道以行呼吸的生理功能，是连接心之搏动和肺之呼吸的中心环节，可加强血液运行与呼吸之间的协调、平衡。在病理上，若肺气虚弱，或肺失宣肃，可影响心的行血功能，易致心血瘀阻；反之，若心气不足，心阳不振，血行不畅，也可影响肺的宣发、肃降，导致胸闷、咳喘等症状。

（二）心与脾

心与脾的关系主要表现在血液生成和运行两个方面。

1. 血液生成方面

心主一身之血，心血供养于脾，以维持其正常的运化功能。脾主运化而为气血生化之源，脾气健旺，血液化生有源，以保证心血充盈。病理上，若脾气虚弱，脾失健运，血化源不足，可致血虚而心无所主；若脾不统血，血液妄行，也会造成心血不足；若思虑过度，耗伤心血，亦可损伤脾气。以上情况皆可形成心脾两虚证，可见心悸、失眠、多梦、健忘、眩晕、食欲不振、腹胀、便溏、体倦乏力、面白无华等症状。

2. 血液运行方面

心主行血，脾主统血，血液正常运行，有赖心主行血与脾主统血的协调。

若心气不足，行血无力，或脾气虚损，统摄无权，均可导致血行失常的病理状态，或见气虚血瘀，或见气虚出血。

（三）心与肝

心与肝的关系主要表现在血液运行和精神情志活动两个方面。

1. 血液运行方面

心主行血，肝主藏血，心血充盈，则肝有所藏。肝藏血充足，疏泄有度，随人体生理需求进行血量调节，有利于心行血功能的正常进行。两者相互配合，共同维持血液的正常运行。病理上，心血不足，则肝血也常因之而虚；反之，肝血不足，则心血也常因之而虚，两者常互为因果。心血与肝血基本上概括了全身之血液，故血虚证一般是指心血虚与肝血虚，可见心悸、失眠、面色无华等心血不足之症状，以及视物昏花、爪甲不荣、月经量少等肝血不足之症状。

2. 精神情志方面

心藏神，主宰精神、意识、思维活动，肝主疏泄，调畅气机，维护精神情志的舒畅。心肝两脏，相互为用，共同维持正常的精神情志活动。心血充盈，肝有所藏，有助于肝气疏泄，情志调畅；肝气疏泄有度，情志畅快，亦有利于心神内守。病理上，心神不安与肝气郁结、心火亢盛与肝火亢逆，两者可并存或相互引动。

（四）心与肾

心与肾的关系主要表现为心肾相交。心居上焦，属阳，在五行中属火；肾居下焦，属阴，在五行中属水。根据阴阳、水火的升降理论，位于下者，以上升为顺；位于上者，以下降为和。故在生理状态下，心火下降于肾，温煦肾阳，使肾水不寒；肾水上济于心，滋助心阴，使心火不亢。心火下降、肾水上升彼此交通，从而使心肾两脏的生理功能保持协调、平衡。古代医家把这种关系叫做"心肾相交""水火既济"。在病理情况下，若心火亢于上，不能下交于肾，或肾水不足，不能上济于心，都可使心肾之间的正常平衡、协调关系遭到破坏，出现头晕、心悸、怔忡、心烦、失眠、腰膝酸软，或见男子遗精、女子梦交等症状，即称之"心肾不交"或"水火失济"。

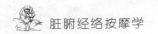

（五）肺与脾

肺与脾的关系主要表现在气的生成与水液代谢两个方面。

1. 气的生成

肺主呼吸，吸入自然界的清气；脾主运化，化生水谷之精气。清气与水谷之精气结合为宗气，一身之气的盛衰主要取决于宗气的生成。只有在肺脾两脏的协同作用下，才能保证宗气及一身之气的生成。

脾运化的水谷精气，通过肺气宣降而布散全身；肺维持生理活动所需的精气，又依靠脾运化的水谷精微以充养。在病理上，肺气虚累及脾，脾气虚影响肺，终致肺脾两虚之证，可见少气懒言、语声低微、体倦乏力、食少、腹胀、便溏等症状。

2. 水液代谢

脾主运化水液，肺主通调水道。生理情况下，脾将吸收的水液上输于肺，通过肺的宣发、肃降而布散周身。肺脾两脏协调配合，相互为用，是保证津液正常生成、输布与排泄的重要环节。病理情况下，若脾失健运，水液不化，聚湿生痰，为饮为肿，影响及肺，则失其宣降而痰多、喘咳，故有"脾为生痰之源，肺为贮痰之器"之说。若肺失宣降，湿停中焦，脾阳受困，则会出现水肿、倦怠、腹胀、便溏等症状。

（六）肺与肝

肺与肝的关系主要体现在人体气机升降的调节方面。

肝气以升发为宜，肺气以肃降为顺。肝升肺降，升降协调，对全身气机的调畅和气血的调和，起着重要的调节作用。肺气肃降正常，有利于肝气的升发；肝气升发条达，有利于肺气的肃降。肝升与肺降既相互制约，又相互为用。病理状态下，如肝郁化火，灼伤肺阴，使肺气不得肃降，会出现胁痛、易怒、咳嗽、咯血等肝火犯肺证。另一方面，肺失清肃，也可影响及肝，使肝失条达、疏泄不利，而出现咳嗽、胸胁胀痛、头晕、头痛、易怒等症状。

（七）肺与肾

肺与肾的关系主要表现在水液代谢、呼吸运动和肺肾之阴互资三个方面。

1. 水液代谢

肺为水之上源，肾为主水之脏。肺气宣发、肃降，通调水道，有助于肾的气化功能；肾的气化又能促进肺主行水。肺肾协调对人体水液的正常代谢起着重要作用。病理上，因肺肾功能失调，就会出现水液代谢障碍。如肾阳不足，不能制水，水溢肌肤，可致水肿；若水气上迫于肺，还可出现咳嗽、喘息、不能平卧等症状。

2. 呼吸运动

人体的呼吸运动虽由肺所主，但亦需肾的纳气功能协助。只有肾气充盛，封藏功能正常，肺吸入的清气，才能下纳于肾，以维持呼吸的深度，故有"肺为气之主，肾为气之根"之说。肺气肃降有利于肾的纳气；肾气充足，纳摄有权，也有利肺气之肃降。病理上，肺气久虚，肃降失司，与肾气不足，摄纳无权，往往互为影响，从而出现气短喘促、呼吸表浅、呼多吸少等肾不纳气的病理变化。

3. 阴液互资

肺肾之阴，相互资生。金为水之母，肺阴充足，下输于肾，使肾阴充盈。肾阴为诸阴之本，肾阴充盛，上滋于肺，使肺阴充足。肺阴不足与肾阴不足，既可同时并见，亦可互为因果，最终导致肺肾阴虚内热之候，可见颧红、潮热、盗汗、干咳、音哑、腰膝酸软等症状。

（八）肝与脾

肝与脾的关系主要表现在饮食的消化、吸收和血液运行方面。

1. 饮食的消化、吸收

肝主疏泄，调畅气机，协调脾胃升降，并疏利胆汁，输于肠道，促进脾胃对饮食物的消化及对精微的吸收和转输功能。脾气健旺，运化正常，气血生化有源，肝体得以濡养，而使肝气冲和调达，有利于疏泄功能的发挥。病理上，若肝失疏泄，气机郁滞，易致脾失健运，形成肝脾不调证，可见情志抑郁、胸胁脘腹胀满不适、纳呆、便溏等症状。若脾失健运，也可影响肝失疏泄，导致"土壅木郁"证，如脾虚生湿，郁久化热，湿热郁蒸肝胆，可形成黄疸。

2. 血液运行

肝主藏血，调节血量；脾主生血，统摄血液。脾气健旺，生血有源，统血有权，使肝有所藏；肝血充足，血量得以正常调节，气血才能运行无阻。病理状态下，脾气虚弱，则血液生化无源而血虚，或统摄无权而出血，均可导致肝血不足。

（九）肝与肾

肝与肾的关系主要表现在精血同源、藏泄互用、阴液互养等方面。

1. 精血同源

肝藏血，肾藏精，肝血依赖肾精化生，肾精也依赖于肝血的滋养。所以说精能生血，血能化精，称为"精血同源"，也称"肝肾同源"。病理上，肝血不足与肾精亏损多相互影响，会出现头昏目眩、耳聋耳鸣、腰膝酸软等肝肾精血两亏之证。

2. 藏泄互用

肝主疏泄，肾主封藏，疏泄与封藏相反相成，从而调节女子的月经来潮、排卵和男子的排精功能。若肝肾藏泄失调，女子可见月经周期失常，经量过多或闭经，以及排卵障碍；男子可见阳痿、遗精、滑泄或阳强不泄等症状。

3. 阴液互养

肝肾之阴，相互资生。肾阴滋养肝阴，共同制约肝阳，则肝阳不亢，这种关系在五行学说中称为"水能涵木"；肝阴充足，也能充养肾阴。病理上，肾阴不足可累及肝阴，阴不制阳而致肝阳上亢，称之为"水不涵木"，可见头痛、眩晕、急躁、易怒、烦热、盗汗、男子遗精、女子月经不调等症状。

（十）脾与肾

脾与肾的关系主要表现在先、后天的相互资生和水液代谢中的相互协同两个方面。

1. 先、后天相互资生

脾主运化水谷精微，化生气血，为后天之本；肾藏先天之精，是生命之本源，为先天之本。脾运化水谷，有赖于肾阳的温煦，始能健旺；肾所藏先天之精，亦赖脾气运化的水谷之精气的不断充养和培育，方能充盛。病理上，两者常相互影响、互为因果。两脏精虚多出现生长、发育迟缓或未老先衰；两脏气虚多表现为腹胀、便溏，或大小便失禁，或虚喘乏力；脾肾阳虚多出现畏寒、腹痛、腰膝酸冷、五更泄泻、完谷不化等虚寒性病证。

2. 水液代谢中的相互协同

脾主运化水液，有赖于肾阳的温煦气化；肾主水，司开合，又赖于脾的协助。脾肾两脏相互协作，共同完成水液的新陈代谢。病理情况下，脾失健运或肾气化不利，均可导致水液代谢障碍，出现尿少、水肿、痰饮等症状。

二、腑与腑之间的关系

六腑的共同生理功能是"传化物"。六腑之间的关系主要体现在饮食的消化、吸收和排泄过程中的相互联系和密切配合。饮食入胃，经胃的腐熟，成为食糜，下降于小肠，小肠承受胃的食糜，再进一步消化。胆排泄胆汁，进入小肠，以助消化。小肠泌别清浊，清者为水谷精微，经脾转输，以养全身，浊者为食物残渣，下传大肠。经大肠燥化与传导作用变为粪便，通过肛门排出体外。小肠主液，大肠主津，吸收的水液经脾的转输，肺的宣降布散全身，并将脏腑代谢后的浊液下输于肾，再经肾的气化作用，升清降浊，浊者渗入膀胱，形成尿液，排泄于外。水液的运化、输布与排泄又是以三焦为通道的。因此，人体对饮食物消化、吸收和废物的排泄，是六腑分工合作，共同完成的。由于六腑传化水谷，需要不断地受纳排空、虚实更替、宜通不宜滞，故有"六腑以通为用""腑病以通为补"之说。

六腑在病理上相互影响，如胃有实热，津液被灼，必致大便燥结，大肠传导不利。而大肠传导失常，肠燥便秘也可引起胃失和降，胃气上逆，出现嗳气、呕恶等症状。又如胆火炽盛，每可犯胃，出现呕吐苦水等胃失和降之症状。

三、脏与腑之间的关系

脏与腑的关系是阴阳表里配合关系。脏属阴而腑属阳，阴主里而阳主表，一脏一腑，一阴一阳，一里一表，相互配合，其间有经络相互络属，构成了心与小肠、肺与大肠、脾与胃、肝与胆、肾与膀胱等脏腑表里相合关系。

（一）心与小肠

心的经脉属心络小肠，小肠的经脉属小肠络心，两者通过经脉相互络属，

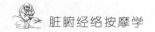

构成了表里关系。

在生理上，心阳之温煦、心血之濡养，有助于小肠的化物功能；小肠主化物，泌别清浊，吸收水谷精微，经脾转输于心，化血以养其心脉。

在病理上，心经实火，可移热于小肠，引起尿少、尿赤涩刺痛、尿血等小肠实热症状。反之，小肠有热，亦可循经脉上熏于心，可见心烦、舌尖红赤、口舌生疮等症状。

（二）肺与大肠

肺与大肠也是通过经脉的相互络属，构成表里关系。

在生理上，肺气肃降，气机调畅，并布散津液，能促进大肠的传导，有利于糟粕的排出。而大肠传导正常，糟粕下行，亦有利于肺气的肃降。

在病理上，肺气壅塞，失于肃降，气不下行，津不下达，可引起腑气不通，肠燥便秘。若大肠实热，传导不畅，腑气阻滞，也可影响到肺的宣降，出现胸满、咳喘等症状。

（三）脾与胃

脾与胃同居中焦，通过经脉的相互络属，构成表里关系。脾与胃的关系体现为水谷纳运相得、气机升降相因、阴阳燥湿相济三个方面。

1. 水谷纳运相得

胃主受纳、腐熟水谷，为脾主运化提供前提；脾主运化、消化食物，转输精微，也为胃的继续摄食提供条件及能量。两者密切合作，才能维持饮食的受纳、消化及精微、津液的吸收转输。若脾失健运，可导致胃纳不振；而胃气失和，也可导致脾运失常，最终均可出现纳少、脘痞、腹胀、泄泻等脾胃纳运失调之症状。

2. 气机升降相因

在饮食物的消化、吸收中，脾气上升，将运化吸收的水谷精微和津液向上输布，有助于胃气之通降；胃气通降，将受纳之水谷、初步消化之食糜及食物残渣通降下行，也有助于脾气之升运。脾胃之气升降相因既保证了饮食纳运功能的正常进行，又维护着内脏位置的相对恒定。若脾虚气陷，可导致胃失和降而上逆；而胃失和降，亦影响脾气升运功能，均可产生脘腹坠胀、头晕、目眩、泄泻、呕吐、呃逆或内脏下垂等脾胃升降失常之候。

3. 阴阳燥湿相济

脾与胃相对而言，脾为阴脏，以阳气温煦推动用事，脾阳健则能运化升清，故性喜燥而恶湿；胃为阳腑，以阴气凉润通降用事，胃阴足则能受纳腐熟，故性喜润而恶燥。脾易湿，得胃阳以制之，使脾不至于湿；胃易燥，得脾阴以制之，使胃不至于燥。脾胃阴阳燥湿相济，是保证两者纳运、升降、协调的必要条件。若脾湿太过，或胃燥伤阴，均可产生脾运胃纳的失常。

（四）肝与胆

胆与肝通过经脉的相互络属，构成表里关系。

在生理上，肝主疏泄，分泌胆汁；胆附于肝，藏泄胆汁。两者协调合作，使胆汁疏泄到肠道，以帮助脾胃消化食物。肝气疏泄正常，促进胆汁的分泌和排泄；而胆汁排泄无阻，有利于肝气疏泄功能的正常发挥。

在病理上，若肝气郁滞，可影响胆汁疏泄，胆腑湿热，也影响肝气疏泄，最终均可导致肝胆气滞、肝胆湿热或郁而化火、肝胆火旺之证。

（五）肾与膀胱

肾与膀胱通过经脉的相互络属，构成表里关系。

在生理上，膀胱的贮尿、排尿功能取决于肾气的盛衰。肾气充足，蒸化及固摄功能正常，则尿液能够正常生成，贮于膀胱并有度地排泄。膀胱贮尿、排尿有度，也有利于肾气的主水功能。因此，肾与膀胱相互协作，共同完成小便的生成、贮存与排泄。

在病理上，若肾气虚弱，蒸化无力，或固摄无权，可影响膀胱的贮尿、排尿，而见尿少、癃闭或尿失禁。膀胱湿热，或膀胱失约，也可影响到肾气的蒸化和固摄，以致出现小便色质或排出的异常。

第三节　精、气、血、津液

精、气、血、津液是构成人体和维持人体生命活动的基本物质。它们由脏腑功能活动所化生，又是脏腑功能活动的物质基础。

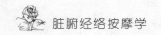

一、精

（一）精的概念

精是由禀受于父母的生命物质与后天水谷精微相融合而形成的一种精华物质，是人体生命的本原，是构成人体和维持人体生命活动的最基本物质。如《素问·金匮真言论》说："夫精者，身之本也。"精一般呈液态贮藏于脏腑之中或流动于脏腑之间。

中医学的精有多种含义。广义之精泛指体内一切精微物质，包括气、血、津液以及从饮食中吸收的水谷精微等，统称为"精气"。狭义之精是指生殖之精，其中包括禀受于父母的生殖之精，因其先身而生，故又称为"先天之精"，同时也包括机体发育成熟后自身形成的生殖之精。但就具体物质的生成与功能而言，精与血、津液的概念是有区别的。一般说来，精概念的范畴仅限于先天之精、水谷之精、生殖之精及脏腑之精，并不包含血、津液。

（二）精的生成

从精的生成来源而言，有先天之精和后天之精之分。

1. 先天之精

先天之精禀受于父母，是构成胚胎的原始物质。父母遗传的生命物质是与生俱来的精，谓之先天之精，主要藏于肾。

2. 后天之精

后天之精来源于水谷，又称"水谷之精"。脾气升运，变饮食、水谷为水谷之精，是人出生后赖以维持生命活动的精微物质，故称为"后天之精"。

人体之精的来源，以先天之精为本，并得到后天之精的不断充养，而且先、后天之精相互促进，相互辅助，如此人体之精才能逐渐充盛。无论是先天之精还是后天之精的匮乏，均能产生精虚不足的病理变化。

（三）精的功能

1. 繁衍生命

由肾精化生的生殖之精，具有繁衍生命的作用。肾中精气由先天之精和后天之精组成。先、后天之精相辅相成，使肾中精气逐渐充实，随着肾中精气的不断充盛，形体发育逐渐成熟，到一定年龄便能产生"天癸"，使人体具备生殖机能，以繁衍后代。

2. 促进生长、发育

肾中精气具有促进人体生长、发育的作用。人出生以后，随着肾中精气由盛到衰的变化，人体呈现生、长、壮、老、已的生命规律。

3. 濡养脏腑

精能滋润濡养人体各脏腑形体官窍。先天之精与后天之精充盛，则脏腑之精充盈，全身脏腑组织官窍得到充养，各种生理机能得以正常发挥。若先天禀赋不足，或后天之精化生有碍，则肾精亏虚，五脏之精亦衰，脏腑组织官窍得不到精的濡养和资助，其功能就不能正常发挥，甚至衰败。

4. 生髓化血

肾藏精，精生髓，髓有脑髓和骨髓之分。脑髓能够养脑，故脑髓充盈，则意识清楚、思维灵敏、语言清晰等。骨赖骨髓充养，故肾精充足，骨髓充满，则骨骼坚固有力，运动轻捷。齿为骨之余，牙齿也赖肾精所生之髓来充养，肾精充足，则牙齿坚固而有光泽。

精生髓，髓可化血，髓是血液生成的来源之一，故精足则血旺，精亏则血虚，故有精血同源之说。

5. 生气化神

"生之来谓之精"，有了精才能形成不断发生升降出入的气化作用的机体，故精在气先，气由精化。先天之精可以化生先天之气（元气），水谷之精可以化生谷气，再加上肺吸入的自然界清气，综合而成一身之气。

精能化神，精是神化生的物质基础，只有积精，才能全神，这是生命存在的根本保证。反之，精亏则神疲，精亡则神散，生命休矣。

二、气

（一）气的概念

气是人体内具有很强活力的、不断运行着的、极细微的精微物质，是构成人体和维持人体生命活动的基本物质之一。

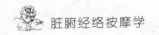
（二）气的生成

1. 生成之源

气来源于三个方面：一是来源于禀受父母的先天之精气；二是来源于脾胃运化吸收来的水谷之精气；三是来源于肺吸入的自然界清气。后两者又合称为后天之气，三者结合而成人体一身之气。

2. 气的生成过程

气的生成与肾、脾胃和肺的生理功能密切相关。

（1）肾为生气之根：肾主藏精，包括先天之精和后天之精。先天之精是肾精的主体成分，是化生元气的物质基础，是人体之气的根本，因而肾藏精的生理功能对于气的生成至关重要。

（2）脾胃为生气之源：脾主运化，胃主受纳，共同完成对饮食、水谷的消化、吸收。脾气升转，将水谷之精布散全身脏腑、经脉，成为人体之气的主要来源，所以称"脾胃为生气之源"。

（3）肺为生气之主：一方面，肺主呼吸之气，通过吸清呼浊的呼吸功能，将自然界的清气源源不断地吸入人体内，同时不断地呼出浊气，保证了体内之气的生成及代谢；另一方面，肺将吸入的清气与脾所化生的水谷之气两者结合起来，生成宗气，进而促进了全身之气的生成。

总之，肾的生理功能与先天之气的生成关系密切，脾、胃和肺的生理功能与后天之气的生成关系密切，诸多脏腑的功能协调，密切配合，则人体气的生成来源不断，气充足、旺盛。若肾、脾、胃、肺等脏腑生理功能的任何环节异常或失去协调、配合，都会影响气的生成。

（三）气的运动

1. 气机的概念

气的运动称为气机。人体的气是不断运动着的，它流行于全身，内至五脏六腑，外达筋骨皮毛，无处不到，无处不有。正是由于气的不断运动，才产生了人体的各种生理活动，维持着人的正常生命运动。气的运动一旦停止，也就意味着生命活动的终止。

2. 气运动的基本形式

气的运动形式可归纳为升、降、出、入四种基本形式。升是指气自下而上的运动；降是指气自上而下的运动；出是指气由内向外的运动；入是指气自外向内的运动。

人体的脏腑、经络、形体、官窍都是气升降出入的场所，气的升降出入运动也只有在脏腑、经络、形体、官窍的生理活动中，才能得到具体体现。

气运动正常必须具备两点：一是气必须通畅无阻地运动；二是气的升降出入运动之间必须平衡、协调。这种正常状态称之为"气机调畅"。

3. 气运动失常的表现形式

当气的运动出现异常变化，升降出入之间失去协调、平衡时，称为"气机失调"。气机失调可有多种表现：若气的运行受阻而不畅通时，称作"气机不畅"；受阻较甚，局部阻滞不通时，称作"气滞"；气的上升太过或下降不及时，称作"气逆"；气的上升不及或下降太过时，称作"气陷"；气的外出太过而不能内守时，称作"气脱"；气不能外达而郁结闭塞于内时，称作"气闭"。

（四）气的功能

1. 推动作用

气是活力很强的精微物质，能激发和促进人体的生长、发育及各脏腑、经络的生理功能，能推动精、血、津液的生成、运行输布和排泄等。当气的推动作用减弱时，则会影响人体的生长、发育，或出现早衰，或使脏腑、经络等组织器官的功能减退，以及精、血、津液的代谢出现障碍等。

2. 温煦作用

气可以通过气化产生热量，使人体温暖，消除寒冷。气的温煦作用对人体有重要的生理意义：一是使人体维持相对恒定的体温；二是有助于各脏腑、经络、形体、官窍进行正常的生理活动；三是有助于精、血、津液的正常循行和输布。

发挥温煦作用的气是人体之阳气。若阳气不足，产热过少，则可见虚寒性病变，其表现为畏寒喜暖，四肢不温，体温低下，脏腑生理活动减弱，精血、津液代谢减弱，运行迟缓等。

3. 防御作用

气的防御作用主要体现在两个方面：一是护卫肌表，防御外邪入侵；二是驱除侵入人体内的病邪。因此，气的防御功能正常，则邪气不易入侵；或虽有邪气侵入，也不易发病；即使发病也易于治愈。若气的防御作用低下，不能抗邪，邪气易于入侵而发生疾病或患病后难以治愈。气的防御功能决定着疾病的发生、发展和转归。

4. 固摄作用

固摄作用是指气对于体内血、津液、精等液态物质具有统摄和控制作用，从而防止这些物质无故流失，具体表现为：一是统摄血液，使其在脉中正常运行，防止其溢出脉外；二是固摄汗液、尿液、唾液、胃液、肠液，控制其分泌量、排泄量和有规律地排泄，防止其过多排出及无故流失；三是固摄精液，防止其妄泄。

若气的固摄作用减弱，则有可能导致体内液态物质的大量丢失。例如，气不摄血，可引起各种出血；气不摄津，可引起自汗、多尿、小便失禁、流涎、呕吐清水、泄泻滑脱等；气不固精，可引起遗精、滑精、早泄等病症。

5. 气化作用

气化是指通过气的运动而产生的各种变化。具体来说，气化是指精、气、血、津液各自的新陈代谢及其转化的过程。饮食、水谷转化成水谷精气，化生成精、气、血、津液，津液经过代谢转化成汗液和尿液，饮食经过消化和吸收后，其残渣转化成糟粕等，都是气的气化作用的具体表现。如气的气化功能失常，则可影响精、气、血、津液的新陈代谢，影响饮食的消化、吸收，影响汗液、尿液和粪便等的排泄，从而形成各种代谢异常的病变。

（五）气的分类

由于气的生成来源、分布部位及功能特点的不同，所以气有着各自不同的名称，主要有元气、宗气、营气、卫气等。

1. 元气

元气又称"原气""真气"，都是指先天之气，是人体最根本、最重要的气，是人体生命活动的原动力。

①生成：元气主要由肾藏的先天之精所化生。肾中先天之精是禀受于父母的生殖之精，胚胎时期即已存在，出生之后，得到脾胃化生的水谷之精的滋养补充，而化生为元气。因此，元气充盛与否，不仅与来源于父母的先天之精有关，而且与脾胃运化功能、饮食营养及化生的后天之精是否充盛有关。若因先天之精不足而导致元气虚弱者，也可以通过后天的培育、补充，而使元气充实。

②分布：元气发于肾，以三焦为通路，循行全身，内至五脏六腑，外至肌肤腠理，无处不到，发挥其生理功能。

③生理功能：元气的生理功能主要有两个方面，一是推动和调节人体的生长、发育和生殖机能，二是推动和调控各脏腑、经络、形体、官窍的生理活动。元气是生命活动的原动力，机体的一切生命活动都是在元气推动和调控下进行的。元气不足则易出现生长、发育迟缓，生殖机能低下，未老先衰及全身各脏腑组织生理功能低下的病理改变。

2. 宗气

宗气是积聚于胸中的气。宗气在胸中积聚之处，称为"气海"或"膻中"。

①生成：宗气的生成有两个来源，一是脾胃运化的水谷之精所化生的水谷之气，二是肺从自然界中吸入的清气，两者相结合而生成宗气。因此，脾的运化转输功能和肺主气、司呼吸的功能是否正常，对宗气的生成和盛衰有着直接的关系。

②分布：宗气聚于胸中，一方面上出于肺，循喉咙而走息道；另一方面贯注心脉。宗气还沿三焦向下运行于脐下丹田。此外，宗气还由气海向下注入气街，再下行于足。

③生理功能：宗气的生理功能主要有行呼吸、行气血两个方面。

宗气上走息道，推动肺的呼吸。因此，凡是呼吸、语言、发声皆与宗气有关。宗气充盛则呼吸徐缓而均匀，语言清晰，声音洪亮。反之，则呼吸短促微弱，语言不清，发声低微。

宗气贯注于心脉之中，促进心脏推动血液运行。因此，凡气血的运行、心搏的力量及节律等皆与宗气有关。宗气充盛则脉搏徐缓，节律一致而有力。反之，则脉来躁急，节律不规则，或微弱无力。

3. 营气

营气是行于脉中而富有营养作用的气。由于营气在脉中，是血液的重要组成部分，且营与血关系密切，可分不可离，故常营血并称。营气与卫气比较，则营属阴，卫属阳，所以又常称为营阴。

①生成：营气由脾胃运化的水谷精微所化生。

②分布：营气进入脉中，循脉运行全身，内入脏腑，外达肢节，周而复始，营周不休。

③生理功能：营气的生理功能主要有化生血液和营养全身两个方面。

营气是构成血液的主要成分之一，营气注入脉中，与津液调和，化成血液，保持了血液量的恒定。所以说，营气有化生血液的功能。

营气循血脉流注于全身，五脏六腑、四肢百骸都得到了营气的滋养，从而发挥正常的生理功能。若营气亏少，会引起血液亏虚以及全身脏腑组织因得不到足够营养而造成生理功能减退的病理变化。

4. 卫气

卫气是行于脉外而具有保卫作用的气。卫气与营气相对而言属于阳，故又称为卫阳。

①生成：卫气来源于脾胃运化的水谷精微。水谷之精化为水谷之气，其中慓疾滑利部分化生为卫气。

②分布：卫气运行于脉外，不受脉道的约束，外至皮肤肌腠，内至胸腹脏腑，布散全身。

③生理功能：卫气有防御外邪、温养全身和调节腠理开合的作用。卫气布达于肌表，起着保卫作用，抵抗外来的邪气，使之不能入侵人体。因此，卫气充盛，则护卫肌表，不易招致外邪侵袭；卫气虚弱，则易感受外邪而发病。

卫气温养机体，内温脏腑，外暖肌肉、皮毛，可维持人体体温的相对恒定，从而保证了脏腑肌表等的生理活动正常进行。卫气虚则温煦之力减弱，可出现寒性病变。但若卫气在局部运动受阻，郁积不散则化为热，可出现热性病变。

卫气可调节腠理的开合、汗液的排泄。这一调节作用既有气能固摄的一面，又有气能推动的一面。通过汗液的正常排泄，使机体维持相对恒定的体温，从而保证了机体内外环境之间的协调、平衡。当卫气虚弱时，则调节腠理的功能失职，可出现无汗、多汗或自汗等病理现象。

三、血

（一）血的概念

血是循行于脉中而富有营养的红色液态物质，是构成人体和维持人体生命活动的基本物质之一。

脉是血液循行的管道，起着约束血液的作用。全身的血液都运行于脉中，故将脉称为"血府"。若因某种原因，血在脉中运行迟缓，停积不行则成瘀血；

或血不在脉中运行而溢出脉外，则形成出血，称为"离经之血"。离经之血若不能及时排出或消散，就会变成瘀血。离经之血及瘀血均失去了血液的正常生理功能。

血循脉运行全身，内至脏腑，外达肢节，周而复始，可为人体各部位的生理活动提供营养物质，是人体生命活动的根本保证。血液所提供的营养作用是不能缺少的，即使是短暂的缺少，也会引起缺血部位的苍白和疼痛；缺血时间一长，缺血部位的功能就会丧失，甚至组织坏死。

（二）血的生成

1. 血液化生的物质基础

营气和津液是血液的主要构成成分，而营气和津液又是由脾胃运化的水谷精微所化生。由于精与血之间存在着相互资生和相互转化的关系，因而肾精也是化生血液的基本物质。肾精充足，则可化血以充实血液。因此，血液以水谷之精化生的营气、津液以及肾精为其化生之源。

2. 相关脏腑功能

①脾胃　生成血液的基本物质是脾胃运化的水谷精微，故有"脾胃为气血生化之源"的说法。脾胃运化功能的强弱，饮食营养的优劣，直接影响着血液的化生。若脾胃运化功能长期失常，或长期饮食营养不良，都可导致血液化生之源匮乏，而形成血虚的病理变化。

②心肺　脾胃运化水谷精微所化生的营气和津液，由脾上输于心肺，与肺吸入的清气相结合，贯注心脉，在心气的作用下，变化而成为红色血液。

③肾藏精，精生髓，髓生血，精髓是化生血液的基本物质之一。肾中精气充足，则血液化生有源；若肾精不足，则往往导致血液生成亏少。

总之，水谷精微和肾精是血液化生的物质基础，它们在脾、胃、心、肺、肾等脏腑的共同作用下，化生为血液。

（三）血的运行

血液的正常运行与心、肺、肝、脾等脏腑的功能密切相关。

心主血脉，心气是推动血液运行的动力，全身的血液依赖心气的推动，通过血脉输送到全身，心气的充足与否在血液循行中起着主导作用。

肺朝百脉，主治节，助心行血。肺气宣发、肃降，调节全身的气机，随着气的升降而推动血液运行至全身。尤其是宗气贯心脉而行血气的功能，更突出了肺气在血行中的推动和促进作用。

肝主疏泄，调畅气机，是保证血行通畅的一个重要环节。肝有贮藏血液和调节血量的功能，可以根据人体各个部位的生理需要，调节脉道中循环的血量，维持血液循环及流量的平衡。同时，肝藏血的功能也可以防止血溢脉外，避免出血的发生。

脾主统血，脾气健旺则能控摄血液在脉中运行，防止血溢脉外。

由上可见，血液正常运行需要两种力量，即推动力和固摄力。推动力是血液循环的动力，主要依靠心气的推动、肺气的宣发与肃降、肝气的疏泄等生理功能；固摄力是保障血液不致外溢的因素，主要依靠脾气的统摄及肝气的藏血等生理功能。这两种力量的协调、平衡维持着血液的正常循行。若推动力不足，则会出现血液流速缓慢，甚至血瘀等病变；若固摄力不足，则会导致血液外溢，出现出血症。此外，脉道的完好无损与畅通无阻、血液充盈，以及血液的寒热、清稀和黏稠的状态，也是影响血液正常运行的重要因素。

（四）血的功能

血主要有濡养全身脏腑组织器官的生理功能，是神志活动的主要物质基础。

1. 濡养作用

血液由水谷精微所化生，含有人体所需的丰富的营养物质。血在脉中循行，内至五脏六腑，外达皮肉筋骨，不断地对全身各脏腑组织器官起着濡养作用，以维持各脏腑组织器官发挥生理功能，保证了人体生命活动的正常进行。血的濡养作用较明显地反映在面色、肌肉、皮肤、毛发、感觉和运动等方面。血量充盈，濡养功能正常，则面色红润、肌肉结实、皮肤和毛发润泽、感觉灵敏、运动自如；如若血量亏少，濡养功能减弱，则可能出现面色萎黄、肌肉瘦削、肌肤干涩、毛发不荣、肢体麻木或运动无力失灵等。

2. 血是神志活动的物质基础

血是机体精神活动的主要物质基础，只有物质基础的充盛，才能产生充沛而舒畅的精神情志活动。在人体血气充盛、血脉调和的前提下，其精神充沛、神志清晰、感觉灵敏、思维敏捷。反之，血液亏耗、血行异常时，都可能出现不同程度的精神情志方面的病症，如精神疲惫、健忘、失眠、多梦、烦躁、惊悸，甚至神志恍惚、谵妄、昏迷等。

四、津液

（一）津液的概念

津液是机体一切正常水液的总称，包括各脏腑形体官窍的内在液体及其正常的分泌物。可以说，机体内除了藏于脏腑中的精和运行于脉管内的血之外，其他所有正常的液体都属于津液。津液是构成人体和维持生命活动的基本物质之一。

津液是津和液的总称。由于津和液两者之间在性状、分布和功能上有所不同，所以津与液的概念不同。一般认为，在津液中，质地较清稀，流动性较大，布散于体表皮肤、肌肉和孔窍，并能渗入血脉之内，起滋润作用的，称为"津"；质地较浓稠，流动性较小，灌注于骨节、脏腑、脑、髓等，起濡养作用的，称为"液"。由于津液两者同属一类物质，且可以互相转化，故津和液常同时并称，不作严格区分。

（二）津液的代谢

《素问·经脉别论》说："饮入于胃，游溢精气，上输于脾，脾气散精，上归于肺，通调水道，下输膀胱，水精四布，五经并行。"这段话概括了津液生成、输布和排泄的全过程。

1. 津液的生成

津液来源于饮食、水谷。胃主受纳、腐熟，吸收饮食、水谷中的部分水液。小肠泌别清浊，将水谷精微和水液大量吸收后，将食物残渣下送大肠。大肠主津，在传导过程中吸收食物残渣中的水液，促使糟粕成形为粪便。胃、小肠、大肠所吸收的水谷精微及水液，均上输于脾，通过脾气的转输作用布散到全身。可见，津液的生成主要与脾、胃、小肠、大肠等脏腑的生理活动有关。若脾气的运化及胃肠的吸收功能虚亏或失调，都会影响津液的生成，导致津液不足的病变。

2. 津液的输布

津液的输布主要是依靠脾、肺、肾、肝和三焦等脏腑生理功能的协调、配合来完成的。脾对津液的输布作用，一方面，脾将津液上输于肺，通过肺的宣发、肃降，将津液布散全身；另一方面，脾将津液直接向四周布散至全身。若

49

脾失健运，津液输布障碍，水液停聚，或为痰饮，或为水肿、胀满痞塞等。

肺主宣发、肃降，通调水道。肺接受脾转输来的津液，一方面通过宣发，将津液向身体外周体表和上部布散；另一方面通过肃降，将津液向身体下部和内部脏腑输布，并将脏腑代谢后产生的浊液向肾和膀胱输送。若肺气宣发、肃降失常，津液运行障碍，水停气道而为痰饮，甚则水泛为肿。

肾为水脏，对津液的输布、代谢起着主宰作用。一方面肾对人体整个水液输布、代谢具有激发和推动作用。从胃肠道吸收水谷精微，到脾气运化水液、肺气宣降津液、肝气疏利津行、三焦决渎通利，乃至津液的排泄等，都离不开肾气的激发和推动作用。另一方面，肾脏本身也是参与津液输布的一个重要环节。由脏腑代谢产生的浊液，通过肺的肃降作用向下输送到肾和膀胱，经过肾的气化作用，将其中的清者重新吸收而参与全身水液代谢，将其浊者化为尿液排泄。这一升清降浊作用对维持整个水液输布、代谢的平衡、协调有着重要意义。若肾气亏虚，必然影响津液的正常输布，出现津液代谢障碍，甚至水肿的病理变化。

肝主疏泄，调畅气机，气行则水行，保持了水道的畅通，促进了津液输布的通畅；若肝失疏泄，气机郁结，往往影响津液的输布，水液停滞，产生痰饮、水肿以及痰气互结的梅核气、瘿瘤、臌胀等病症。

三焦为水液运行的通路，三焦的通利保证了诸多脏腑输布津液的道路通畅，于是津液才能升降出入，在体内正常地流注布散。若三焦水道不利，也会导致水液停聚，产生多种病症。

3. 津液的排泄

津液的排泄主要通过排出尿液和汗液来完成。除此之外，呼气和粪便也带走一些水分。因此，津液的排泄主要与肾、肺、脾的生理功能有关。由于尿液是津液排泄的最主要途径，因此肾脏的生理功能在津液排泄中的地位最为重要。

肾为水脏，肾的气化作用，将脏腑代谢产生的下输到肾的浊液分为清、浊两个部分：清者重新吸收布散至全身，浊者则成为尿液，所以尿液的产生依赖于肾的气化功能。尿液贮存于膀胱，当贮存的尿液达到一定量时，则在肾气推动、激发作用下排出体外，而在贮存的过程中，尿液不会随时漏出，又有赖于肾气的固摄作用，所以尿液的排泄也依赖于肾气的推动、激发功能。由此可见，尿液的生成和排泄均依靠于肾的气化作用，肾在维持人体津液代谢平衡中起着至为关键的作用。若肾的气化作用失常，则可引起尿少、尿闭、水肿等津液排泄障碍的病变。

肺气宣发，将津液外输于体表皮毛，在阳气的蒸腾作用下，形成汗液由汗孔排出体外。此外，肺在呼气时也会随之带走一些水液，也是津液排泄体外的一个途径。若肺气宣发失司，则会出现汗液排泄异常。

大肠排出粪便时，也随糟粕带走一些残余水分，但正常情况下粪便中所含水液的量很少。若脾胃运化及肠道吸收失常，水谷中的精微与糟粕俱下，则粪便稀薄，不仅不能吸收饮食、水谷之精华，甚至连胃液、肠液也随之丢失，引起体内津液的损耗，发生伤津或脱液的病变。

综观津液的生成、输布和排泄的过程，是诸多脏腑相互协调、密切配合而完成的，其中尤以脾、肺、肾三脏的综合调节为首要。如果脾、肺、肾及其他相关脏腑的功能失调，则会影响津液的生成、输布和排泄，破坏津液代谢的协调、平衡，导致津液的生成不足，或耗损过多，或输布与排泄障碍，水液停滞等病理改变。

（三）津液的生理功能

津液的生理功能主要有以下两个方面。

1. 滋润濡养

津液是液态物质，有着较强的滋润作用，既含有营养物质，又有着丰富的濡养作用。滋润和濡养两者相辅相成，难以分割，其中津的质地较清稀，其滋润作用较明显，而液的质地较浓稠，其濡养作用较明显。

布散于体表的津液能滋润皮毛、肌肉，渗入体内的能濡养脏腑，输注于孔窍的能滋润鼻、目、口、耳等官窍，渗注骨、脊、脑的能充养骨髓、脊髓、脑髓，流入关节的能滑利关节等。如若津液不足，失去滋润与濡养的作用，则会使皮毛、肌肉、孔窍、关节、脏腑以及骨髓、脊髓、脑髓的生理功能受到影响。

2. 充养血脉

血液主要是由津液和营气构成的，津液入脉是血液的重要组成部分。不仅如此，津液本身还能濡养滑利血脉，保证血液环流不休。同时津液还有调节血液浓度的作用。当血液浓度增高时，津液就渗入脉中稀释血液，并补充了血量。当机体的津液亏少时，血中之津液可以从脉中渗出脉外，以补充津液。由于津液和血液都是水谷精微所化生，两者之间又可以互相渗透转化，故有"津

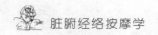

血同源"之说。

另外，津液的代谢对调节机体内外环境的阴阳相对平衡起着十分重要的作用。气候炎热或体内发热时，津液化为汗液向外排泄，以散热，而天气寒冷或体温低下时，津液因腠理闭塞而不外泄，则可维持人体体温相对恒定。

五、精、气、血、津液之间的关系

（一）精与气的关系

1. 精能化气
人体之精在气的推动、激发作用下，可化生为气。各脏之精化生各脏之气，而藏于肾中的先天之精化为元气，水谷之精化为谷气。精为气化生的本源，各脏之精充足，则各脏之气化生充沛，能推动和调控各脏腑、形体、官窍的生理活动，故精足则气旺、精亏则气衰。

2. 气能生精、摄精
气的运行不息能促进精的化生。肾中所藏之精以先天之精为基础，加之后天水谷之精的不断充养，才得以充盛。只有全身脏腑之气充足，功能正常，才可以运化、吸收饮食、水谷之精微，五脏六腑之精充盈，流注于肾而藏之。因而，精的化生依赖于气的充盛。

气不仅能促进精的化生，而且能固摄精，使精聚而充盈，不致无故耗损、外泄，这是气的固摄作用之体现。

气虚则精的化生不足，或精不固聚而导致精亏、失精的病证，故临床上常常采用补气生精、补气固精的治疗方法。

（二）精与血的关系

精和血的关系密切，精能化血，血能生精，精血互生，故有"精血同源"之说。

1. 精可生血
肾为藏精之脏，精生髓，髓生血，精髓是化生血液的重要物质基础，精足则血足。因此，肾精亏耗，则会出现血虚病证。

2. 血能化精
血液流于肾中，以不断补充和滋养肾之所藏，使肾精充实。因此，血液充盈则精足、血液虚少则精亏。

（三）气与血的关系

气与血的关系可概括为气为血之帅和血为气之母两个方面。

1. 气为血之帅

气为血之帅包含气能生血、气能行血、气能摄血三个方面。

（1）气能生血：气能生血的含义有两个方面，一是指气化是血液生成的动力。从饮食转化成水谷精微，从水谷精微转化成营气和津液，从营气和津液转化成赤色的血液，都离不开气的气化作用。二是指气为化生血液的基本物质，主要是指营气，营气与津液入脉化血，使血量充足。所以说，气能生血，气盛则化生血液的功能强，血液充足；气虚则化生血液的功能弱，易于导致血虚的病变。临床上治疗血虚的病变，常常配以补气药，取得较好疗效，即是气能生血理论的实际应用。

（2）气能行血：气能行血是指气的推动作用是血液运行的动力。血属阴而主静，血不能自行，有赖于气的推动。血的运行有赖于心气、肺气的推动及肝气的疏泄、调畅。因此，气盛，气机调畅，气行则血行，血的运行正常。若气亏，无力推动血行，或气郁不畅，则不能推动血行，都可造成血瘀的病变。再者，如果气的运行发生逆乱，升降出入失常，也会影响血液的正常运行，出现血液妄行的病变，如气逆血随气升、气陷血随气下等。所以，临床上在治疗血液运行失常时，常常配合补气、行气、降气、升气的药物，即是气能行血理论的实际应用。

（3）气能摄血：气能摄血是指血液能正常循行于脉中，离不开气的固摄作用。气能摄血主要依靠脾气的统血功能。脾气充足，使血行脉中而不致溢出脉外。若脾气虚弱，脾失统摄，往往导致各种出血病变，称为"气不摄血"或"脾不统血"。治疗这些出血病变时，必须健脾补气，益气以摄血。临床中发生大出血的危重证候时，用大剂补气药物以摄血，即是这一理论的应用。

气能生血、行血和摄血的三个方面体现了气对于血的统率作用，故概括地称之为"气为血之帅"。

2. 血为气之母

血为气之母包含血能养气和血能载气两个方面。

（1）血能养气：血能养气是指气的充盛及其功能发挥离不开血液的濡养。

气存在于血液中，在人体各部，血不断地为气的生成和功能活动提供营养，故血足则气旺、血虚则气衰。血虚的病人往往兼有气虚的表现，其道理即在于此。

（2）血能载气：血能载气是指气存于血中，依附于血而不致散失，赖血之运载而运行全身。因此，血虚之人，会出现气虚病变。而大失血之人，往往出现气脱病变，称为"气随血脱"。

血能养气与血能载气体现了血对于气的基础作用，故概括地称之为"血为气之母"。

（四）气与津液的关系

1. 气能生津

气是津液生成的动力，津液的生成依赖于气的推动作用。津液来源于饮食、水谷，在津液生成的一系列气化过程中，诸多脏腑之气，尤其是脾胃之气起到至关重要的作用。脾胃等脏腑之气充盛，则化生津液的力量强，人体津液充足；若脾胃等脏腑之气虚，则化生津液力量弱，会导致津液不足的病变，治疗时往往采取补气生津的法则。

2. 气能行津

气是津液在体内正常输布运行的动力，津液的输布、排泄等代谢活动离不开气的推动作用和升降出入的运动。津液由脾胃化生之后，经过脾、肺、肾及三焦之气的升降出入运动，推动津液输布到全身各处，以发挥其生理作用，并将代谢所产生的废液和人体多余的水分，都转化为汗、尿或水汽排出体外。津液在体内输布转化及排泄的一系列过程都是通过气化来完成的。若气虚，推动作用减弱，气化无力进行，或气机郁滞不畅，气化受阻，都可以引起津液的输布、排泄障碍，形成痰、饮、水、湿等病理产物，称为"气不行水""气不化水"。临床上常常将利水湿、化痰饮的方法与补气、行气法同时并用，所谓"治痰先治气""治湿兼理脾"，即是气能行津理论的具体应用。

3. 气能摄津

气的固摄作用可以防止体内津液无故地大量流失。气通过对津液排泄的控制，维持着体内津液量的相对恒定。例如，卫气司汗孔开合，固摄肌腠，不使津液过多外泄，肾气固摄下窍，使膀胱正常贮尿，不使津液过多排泄等，都是气对津液发挥固摄作用的体现。若气虚，固摄力量减弱，则会出现多汗、自汗、多尿、遗尿、小便失禁等病理现象，临床上往往采取补气方法，以控制津液的过多外泄。

4. 津能生气

水谷化生的津液，通过脾气升清散精，上输于肺，再经肺之宣降、通调水道，下输于肾和膀胱。津液在输布过程中受到各脏腑阳气的蒸腾温化，可以化生为气，以敷布于脏腑、组织、形体、官窍，促进正常的生理活动。因此，津液亏耗不足，也会引起气的衰少。

5. 津能载气

津液是气运行的载体之一。在血脉之外，气的运行必须依附于津液，否则会使气漂浮失散而无所归，故说津能载气。因此，津液的丢失，必定导致气的损耗，例如暑热病证，不仅伤津耗液，而且气亦随汗液外泄，出现少气懒言、体倦乏力的气虚表现。而当大汗、大吐、大泻等津液大量丢失时，气亦随之大量外脱，称之为"气随津脱"。因此，临床在使用汗法、下法和吐法时，必须做到有所节制，中病即止，过多使用会导致变证。

（五）血与津液的关系

血和津液的来源相同，功能相似，又能相互资生，相互转化，所以两者之间关系密切。

1. 来源相同

血与津液都由饮食、水谷精微所化生，故有"津血同源"之说。

2. 功能相似

血与津液皆有形而主静，属阴，都具有滋润和濡养的作用。

3. 相互转化

血在脉中，津液可在脉中，也可在脉外。津液渗过脉管，进入脉中，与营气相合，变化为血，成为血液的组成部分；脉中津液，也可渗出脉外，所以津液在脉中，与营气结合，就是血；渗出脉外，与营气分离，即是津液。可见，有分有合，有进有出，津血是相互转化的。

在病理情况下，血与津液相互影响。若津液大量丢失，如大汗、大吐、大泻，或严重烧伤时，脉外津液严重不足，脉内的津液成分会渗出脉外，因此导致血液亏少、血液浓稠、流行不畅的病变。若大失血时，脉中血少，脉外津液会大量进入脉中，以补充血量之不足，这样脉外的津液就少了，所以失血的人多有津液不足的病变。

（六）精气神的关系

中医认为精、气、神是人体生命活动的根本，是生命活动的物质基础，分别代表着生命活动的主宰及外在征象。在生命活动中，精、气、神密切相关，缺一不可。其中，精主静而内守，气与神动而外运，故精与气、精与神之间存在着阴阳既对立，又互根互用的辨证关系。在古代讲究养生的人，都把"精、气、神"称为人身的三宝，如人们常说的："天有三宝日、月、星；地有三宝水、火、风；人有三宝精、气、神。"所以，保养精、气、神是健身、抗衰老的主要原则，尤其是当精、气、神逐渐衰退、变化，人已步入老年的时候，就更应该珍惜这"三宝"，古人对这点非常重视。荀子认为："养备而动时，则天不能病；养略而动罕，则天不能使之全。"这就说明两个意思：一是要注意精、气、神的物质补充；二是强调不可滥耗"三宝"。

从广义上说，精包括精、血、津液，一般所说的精是指人体的真阴（又称元阴），不仅具有生殖功能，促进人体的生长、发育，而且能够抵抗外界各种不良因素的影响，而免于发生疾病。因此，阴精充盛不仅生长、发育正常，而且抗病能力也强。精的来源有先天、后天之分，先天之精是秉受于父母的，它在整个生命活动中作为"生命之根"而起作用，先天之精需要不断地有物质补充，才能保证人的精不亏，发挥其功能，这种物质即是后天之精。后天之精是来自饮食的营养物质，亦称水谷精微。有了营养物质的不断补充，才能维持人体的生命活动。古人云："肾为先天之本，脾胃为后天之本。"所以说，人脾胃功能的强健是保养精气的关键，即《黄帝内经》所强调的"得谷者昌，失谷者亡。"古人云："高年之人，真气耗竭，五脏衰弱，全赖饮食以资气血。"故注意全面均衡营养的饮食，才是保证后天养先天的重要手段。《千金方》就说过："饮食当令节俭，若贪味伤多，老人脾胃皮薄，多则不消，彭享短气。"怎样才算"饮食有方"呢？归纳前人经验，不外乎定时、定量、不偏、不嗜而已。总之，只要能合理地膳食，就能使身体精气充足而不亏虚。

气是生命活动的原动力，既是运行于体内微小难见的物质，又是人体各脏腑器官活动的能力。因此，中医所说的气既是物质，又是功能。人体的呼吸吐纳、水谷代谢、营养敷布、血液运行、津流濡润、抵御外邪等一切生命活动，无不依赖于气化功能来维持。在《寿亲养老新书》中谓："人由气生，气由神往。养气全神可得其道。"书中还归纳出古人养气的一些经验："一者，少语言，养气血；二者，戒色欲，养精气；三者，薄滋味，养血气；四者，咽津液，养脏气；五者，莫嗔怒，养肝气；六者，美饮食，养胃气；七者，少思虑，养心气。"此七者强调了"慎养"。但由于气是流行于全身，不断运动的，所以人体也要适当地运动，促进脏腑气机的升降出入，才会有利于维持机体的正常生理功能。所以古人提倡"人体欲得劳动，但不可使之极"。我国流传下来的多种健身运动及气功就是以动养气的宝贵遗产。

神是精神、意志、知觉、运动等一切生命活动的最高统帅，包括魂、魄、意、志、思、虑、智等活动，通过这些活动能够体现人的健康情况。如：目光炯炯有神，就是神的具体体现。古人很重视人的神，《素问·移精变气论》说："得神者昌，失神者亡。"因为神充则身强，神衰则身弱，神存则能生，神去则会死。中医治病时，用观察病人的"神"，来判断病人的预后，有神气的，预后良好，没有神气的，预后不良。这也是望诊中的重要内容之一。

精、气、神三者之间是相互滋生、相互助长的，它们之间的关系很密切。从中医学讲，人的生命起源是"精"，维持生命的动力是"气"，而生命的体现就是"神"的活动。所以说精充气就足，气足神就旺；精亏气就虚，气虚神也就少。反过来说，神旺说明气足，气足说明精充。中医评定一个人的健康情况或是疾病的顺逆，都是从这三个方面考虑的。因此，古人称精、气、神为人身"三宝"是有一定道理的。古人有"精脱者死，气脱者死，失神者死"的说法，以此也不难看出"精、气、神"三者是人生命存亡的根本。

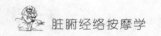
第二章　经络和腧穴概述

第一节　经络与腧穴

一、经络

经络是人体运行气血、联络脏腑、沟通内外、贯穿上下的径路，是经脉和络脉的总称。经指经脉，有路径的含义，为直行的主干，较大；络指络脉，有网络的含义，为经脉别出的分支，较小。经与络纵横交错，遍布全身。

二、腧穴

分布在人体的腧穴很多，大体分为十四经穴、经外奇穴、阿是穴三类。凡归属于十二经脉与任、督二脉的腧穴，称十四经穴，简称"经穴"，全身经穴共有 361 个。凡未归入十四经穴的腧穴，而有具体的位置和名称的经验有效穴，统称"经外奇穴"，简称"奇穴"。那些既无具体名称，也无固定部位，而是以压痛或其他反应点来定的腧穴，称"阿是穴"。

三、腧穴的定位方法

根据人体解剖学中的标志而定取穴位的方法称"自然标志定位法"，可分为固定标志法和活动标志法。以受术者本人手指所规定的分寸来量取腧穴的定位方法称"手指同身寸定位法"。另临床中还有一些简便易行的辅助取穴方法，称"简便取穴法"。

（一）固定标志法

固定标志法是一种以不受人体活动影响而固定不变的标志，包括五官、爪甲、乳头、肚脐及骨节凸起凹陷、肌肉纹理等作为取穴标志的方法。由于体表标志固定不移，故有利于腧穴定位，如鼻尖—取素髎、眉间—取印堂、两乳之间—取膻中、脐旁2寸—取天枢、尾肛之间取—长强、腓骨小头前下方—取阳陵泉、第七颈椎棘突下—取大椎等。

（二）活动标志法

活动标志法是指以关节、肌肉、皮肤，以及随活动而出现的孔隙、凹陷、皱纹等作为取穴标志的方法。如取耳门、听宫、听会等应张口；取下关应闭口；取阳溪穴应将拇指翘起，当拇长、拇短伸肌腱之间凹陷中取穴；取养老穴，正坐屈肘、掌心向胸，当尺骨茎突之桡侧骨缝中取穴。这些都是在动态情况下取穴定位，故称之为"活动标志法"。

（三）手指同身寸定位法

手指同身寸定位法是在分部折寸的基础上，以受术者手指为标准，进行测量定穴的方法，又称"指寸法"。临床常用以下三种方法。

1. 中指同身寸法

该法是以受术者的中指中节屈曲时，内侧两端纹头之间定为1寸，可用于四肢直寸和背部横寸取穴（见图2-1）。

2. 拇指同身寸法

此法是以受术者拇指关节的宽度定为1寸，适用于四肢的直寸取穴（见图2-2）。

3. 横指同身寸法

此法又称"一夫法"。该法是将受术者的食指、中指、无名指和小指并拢，以中指中节横纹处为标准，四指的宽度定为3寸。此法多用于下肢、下腹部和背部的横寸（见图2-3）。

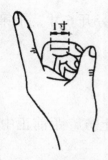　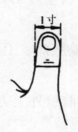　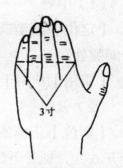

图2-1　中指同身寸法　　图2-2　拇指同身寸法　　图2-3　横指同身寸法

（四）简便取穴法

此法是临床上常用的一种简便易行的取穴法。如列缺：以病人左右两手之虎口交叉，一手食指压在另一手腕后桡骨茎突正中上方，当食指尖下有一凹隐就是本穴。章门：垂肩屈肘，肘端尽处取章门。百会：两耳角直上连线中点取百会。这些取穴方法都是在长期的临床实践中总结出来的。

第二节　经脉系统的组成

人体的经脉系统主要就是十四经脉，即手三阴经、手三阳经、足三阴经、足三阳经等十二经脉，再加上任脉、督脉。

一、十二经脉

（一）手太阴肺经

1. 体表穴位分布线

手太阴肺经起于胸前壁外上方的中府穴，循上肢内侧前缘，沿鱼际，止于拇指桡侧端的少商穴，左右各 11 穴。

2. 主治概要

本经腧穴主治咳嗽、气喘、咯血、咽喉肿痛等肺系疾患，以及经脉循行部位的其他病证。

3. 常用腧穴

（1）中府

【定位】正坐或仰卧，位于胸前壁外上方，距前正中线旁开 6 寸，平第 1 肋间隙处。

【应用】常用于咳嗽、气喘、胸胀痛、上肢及肩背疼痛。

（2）云门

【定位】正坐或仰卧，位于胸前壁外上方，肩胛骨喙突上方，距前正中线旁开 6 寸，锁骨下窝凹陷处。

【应用】常用于咳嗽、气喘、胸痛、肩背疼痛。

（3）尺泽

【定位】仰掌，微屈肘，位于肘横纹中，肱二头肌腱桡侧缘凹陷处。

【应用】常用于咳嗽、气喘、咯血及肘臂挛痛。

（4）列缺

【定位】微屈肘，侧腕掌心相对，位于桡骨茎突上方，腕横纹上 1.5 寸。简便取穴法：两手虎口自然平直交叉，一手食指按在另一手桡骨茎突上，指尖下凹陷中是穴。

【应用】常用于头痛、项强、咳嗽、气喘、腕关节疼痛。

（5）鱼际

【定位】侧腕掌心相对，自然半握拳，位于第 1 掌骨中点桡侧，赤白肉际处。

【应用】常用于咳嗽、咳血、发热、小儿疳积、掌中热、腕掌痛、手腕腱鞘炎。

（二）手阳明大肠经

1. 体表穴位分布线

手阳明大肠经起于食指桡侧端的商阳穴，沿食指桡侧入手背一、二掌骨间，循上肢外侧前缘上肩峰，经颈过颊，环口，交人中，止于对侧鼻旁的迎香穴，左右各 20 穴。

2. 主治概要

本经腧穴主治头面五官疾患、热病、肠胃病、神志病，以及经脉循行部位的其他病证。

3. 常用腧穴

（1）合谷

【定位】侧掌，微握拳，位于手背第 1、2 掌骨间，当第 2 掌骨桡侧的中点处。简便取穴法：以一手的拇指掌面指关节横纹，放在另一手的拇食指之间的指蹼缘上，屈指当拇指尖下是穴。

【应用】常用于头面五官疾患、发热和恶寒等外感病证、热病无汗或多汗、经闭、滞产妇科病证。

（2）阳溪

【定位】位于腕背横纹桡侧，当拇指翘起时，拇短伸肌腱与拇长伸肌腱之间的凹陷中。

【应用】常用于头痛、齿痛、手腕痛。

（3）手三里

【定位】侧腕屈肘，位于在前臂背面桡侧，肘横纹下2寸处。

【应用】常用于上肢不遂，手臂疼痛、麻木，腹痛，腹泄。

（4）曲池

【定位】侧腕屈肘成直角，位于肘横纹外侧端与肱骨外上髁连线中点。

【应用】常用于手臂痹痛、上肢不遂、热病、高血压、肠胃及五官热证，以及瘾疹、湿疹等皮肤外科疾患。

（5）臂臑

【定位】在臂外侧，位于曲池穴上7寸处，当三角肌止点处。

【应用】常用于颈项拘急、肩臂疼痛、目疾、颈淋巴结炎。

（6）肩髃

【定位】位于肩部三角肌上部中央，当上臂外展平举时，肩部出现两个凹陷，前凹陷是穴。

【应用】常用于肩臂挛痛、上肢不遂。

（7）禾髎

【定位】在上唇部，水沟穴旁0.5寸，当鼻孔外缘直下。

【应用】常用于鼻塞、鼻衄、口喎等局部病证。

（8）迎香

【定位】位于鼻翼外缘中点，旁开约0.5寸，当鼻唇沟中。

【应用】常用于鼻塞、鼻衄、口喎、面痒、面肿。

（三）足阳明胃经

1. 体表穴位分布线

足阳阴胃经起于眼球与眶下缘之间的承泣穴，直下挟口角，绕面颊，经耳前至额角头维穴。另一线由面颊下颈，循胸正中线旁开4寸，腹正中线旁开2寸，经下肢外侧前缘，沿足背止于第二趾外侧端的厉兑穴，左右各45穴。

2. 主治概要

本经腧穴主治胃肠病、头面五官病、神志病、皮肤病、热病，以及经脉循行部位的其他症证。

3. 常用腧穴

（1）承泣

【定位】目正视，瞳孔直下，当眼球与眶下缘之间。

【应用】常用于目赤肿痛、迎风流泪、口眼㖞斜、面肌痉挛。

（2）四白

【定位】目正视，瞳孔直下，当眶下孔凹陷处。

【应用】常用于目赤痛痒、眼睑瞤动、口眼㖞斜、头痛、眩晕。

（3）巨髎

【定位】目正视，瞳孔直下，平鼻翼下缘处，当鼻唇沟外侧。

【应用】常用于口眼㖞斜、齿痛、鼻衄、唇颊肿等局部五官病证。

（4）地仓

【定位】位于面部口角外侧，上直对瞳孔。

【应用】常用于口角㖞斜、流涎、齿痛、颊肿。

（5）颊车

【定位】在面颊部，位于下颌角前上方约1横指凹陷中，咬紧牙关时，咬肌隆起最高点处。

【应用】常用于齿痛、颊肿、牙关不利、口角㖞斜。

（6）下关

【定位】在面部耳前方，颧弓的下缘，当颧弓与下颌切迹之间的凹陷中。

【应用】常用于牙关不利、齿痛、耳鸣耳聋、口眼㖞斜。

（7）头维

【定位】在头侧部，当额角发际直上0.5寸，头正中线旁开4.5寸。

【应用】常用于头痛、目眩、目痛。

（8）梁门

【定位】在上腹部，脐上4寸，前正中线旁开2寸。

【应用】常用于胃痛、呕吐、食欲不振。

（9）天枢

【定位】在腹中部，脐中旁开2寸。

【应用】常用于绕脐腹痛、腹胀、肠鸣、泄泻、便秘、月经不调。

（10）归来

【定位】在下腹部，当脐下4寸，前正中线旁开2寸。

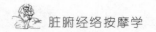

【应用】常用于小腹痛、月经不调、疝气。

（11）气冲

【定位】腹股沟稍上方，脐下 5 寸，距前正中线 2 寸。

【应用】常用于月经不调、疝气、不孕。

（12）梁丘

【定位】屈膝，在大腿外侧前，位于髂前上棘与髌底外侧端的连线上，髌底外上缘上 2 寸。

【应用】常用于膝肿痛、下肢不遂、胃痛、乳痛。

（13）犊鼻

【定位】屈膝，在膝部，髌韧带外侧凹陷中，又称"外膝眼"。

【应用】常用于膝痛、关节屈伸不利、下肢麻痹。

（14）足三里

【定位】在小腿前外侧，当犊鼻穴下 3 寸，胫骨前嵴外一横指处。

【应用】常用于胃痛、呕吐、腹胀、腹泄、下肢痿痹、虚劳诸证，为强壮保健要穴。

（15）上巨虚

【定位】在小腿前外侧，当犊鼻穴下 6 寸，胫骨前嵴外一横指处。

【应用】常用于肠鸣、腹痛、腹泄、下肢痿痹。

（16）下巨虚

【定位】在小腿前外侧，当上巨虚穴下 3 寸，胫骨前嵴外一横指处。

【应用】常用于小腹痛、腰脊痛引睾丸、下肢痿痹。

（17）丰隆

【定位】外膝眼与外侧踝尖连线之中点。

【应用】常用于头痛、肢肿、便秘。

（18）解溪

【定位】位于足背踝关节横纹中央凹陷处，当拇长伸肌腱与趾长伸肌腱之间。

【应用】常用于头痛、眩晕、踝关节疾患、下肢痿痹。

（四）足太阴脾经

1. 体表穴位分布线

足太阴脾经起于足大趾内侧端隐白穴，沿足内侧赤白肉际上行，经内踝前，沿胫骨内侧面后缘上行，至内踝上 8 寸处交出于足厥阴之前，经膝股内侧前缘至腹，循腹正中线旁开 4 寸，胸正中线旁开 6 寸，止于腋下大包穴，左右各 21 穴。

2. 主治概要

本经腧穴主治脾胃病、妇科病、前阴病，以及经脉循行部位的其他病证。

3. 常用腧穴

（1）公孙

【定位】位于足内侧缘，第 1 跖骨基底部前下方，赤白肉际处。

【应用】常用于胃痛、呕吐、腹痛、泄泻。

（2）三阴交

【定位】位于小腿内侧面，内踝尖上 3 寸，胫骨内侧面后缘处。

【应用】常用于肠鸣、腹胀、泄泻、月经不调、带下、滞产、遗尿、失眠。

（3）阴陵泉

【定位】位于小腿内侧，胫骨内侧髁后下方凹陷处。

【应用】常用于腹胀、泄泻、水肿、黄疸、小便不利、阴茎痛、膝关节痛。

（4）血海

【定位】屈膝，位于大腿内侧，髌底内侧端上 2 寸，当股四头肌内侧头的隆起处，简便取穴法：受术者屈膝，医者以左手掌心按于受术者右膝髌骨上缘，第 2 至 5 指向上伸直，拇指约呈 45 度角斜置，拇指尖下是穴。对侧取法仿此。

【应用】常用于月经不调、瘾疹、皮肤瘙痒、丹毒、膝内侧疼痛。

（五）手少阴心经

1. 体表穴位分布线

手少阴心经起于腋窝部的极泉穴，循上肢内侧后缘，入掌部四、五掌骨间，止于小指桡侧端的少冲穴，左右各 9 穴。

2. 主治概要

本经腧穴主治心、胸、神志病，以及经脉循行部位的其他病证。

3. 常用腧穴

（1）少海

【定位】屈肘，位于肘横纹内侧端与肱骨内上髁连线的中点处。

【应用】常用于心痛、肘臂挛痛、臂麻、手颤。

（2）通里

【定位】神门穴上1寸。

【应用】常用于心悸、头晕、咽痛、腕臂痛。

（3）神门

【定位】仰掌，在腕部，位于腕横纹尺侧端，尺侧腕屈肌腱的桡侧凹陷处。

【应用】常用于心痛、心悸、健忘、失眠、癫狂、痫症及胸胁痛。

（六）手太阳小肠经

1. 体表穴位分布线

手太阳小肠经起于小指尺侧端的少泽穴，经手背外侧，沿上肢外侧后缘，至肩关节后方，绕行肩胛部，循颈上颊抵目外眦，止于耳前听宫穴，左右各19穴。

2. 主治概要

本经腧穴主治头、项、耳、目、咽喉病和热病，神志病，以及经脉循行部位的其他病证。

3. 常用腧穴

（1）后溪

【定位】微握拳，位于第五掌指关节后的远侧掌横纹头赤白肉际处。

【应用】常用于头项强痛、腰腿痛、手指及肘臂挛痛、耳聋。

（2）小海

【定位】屈肘，位于尺骨鹰嘴与肱骨内上髁之间凹陷处。

【应用】常用于肘臂疼痛、麻木。

（3）肩贞

【定位】臂内收，位于腋后纹头上1寸。

【应用】常用于肩臂疼痛、上肢不遂。

（4）天宗

【定位】位于肩胛骨岗下窝中央凹陷处，平第4胸椎。

【应用】常用于肩胛疼痛、肘臂外后侧痛、咳喘、乳痛。

（5）肩外俞

【定位】在背部，位于第1胸椎棘突下旁开3寸。

【应用】常用于肩背酸痛、颈项强急、肘臂痛。

（6）肩中俞

【定位】在肩背部，位于第7颈椎棘突下旁开2寸。

【应用】常用于肩背疼痛、咳嗽、气喘。

（7）颧髎

【定位】在面部，位于目外眦直下，颧骨下缘凹陷处。

【应用】常用于口眼㖞斜、齿痛、颊肿。

（8）听宫

【定位】位于耳屏前，下颌骨髁状突的后缘，张口呈凹陷处。

【应用】常用于耳鸣、耳聋、齿痛。

（七）足太阳膀胱经

1. 体表穴位分布线

足太阳膀胱经起于目内眦旁的睛明穴，循额上行，夹头顶正中线，下后项，循脊背正中线旁开1.5寸、3寸两线下行至臀，沿大腿后面会于腘窝，经小腿后面，过外踝后，经足背外侧，止于小趾外侧端的至阴穴，左右各67穴。

2. 主治概要

本经腧穴主治头、项、目、背、腰、下肢部病证及神志病，背部第1侧线的背俞穴及第2侧线相平的腧穴，主治与其相关的脏腑病和有关的组织器官病证。

3. 常用腧穴

（1）睛明

【定位】位于目内眦角稍上方凹陷处。

【应用】常用于目赤肿痛、迎风流泪、视物不明、夜盲、色盲。

（2）攒竹

【定位】位于眉头凹陷中，约在目内眦直上。

【应用】常用于头痛、眉棱骨痛、眼睑瞤动、口眼㖞斜、目视不明。

（3）天柱

【定位】在项部，位于后发际正中直上0.5寸，旁开1.3寸，当斜方肌外缘凹陷中。

【应用】常用于头痛、项强、肩背腰痛、眩晕、鼻塞。

（4）风门

【定位】在背部，第2胸椎棘突下，旁开1.5寸。

【应用】常用于伤风、咳嗽、发热、头痛、项强、胸背痛。

（5）肺俞

【定位】在背部，位于第3胸椎棘突下，旁开1.5寸。

【应用】常用于咳嗽、气喘、胸闷、潮热、盗汗、背肌劳损。

（6）心俞

【定位】在背部，位于第5胸椎棘突下，旁开1.5寸。

【应用】常用于心痛、心悸、失眠、健忘、梦遗。

（7）膈俞

【定位】在背部，位于第7胸椎棘突下，旁开1.5寸。

【应用】常用于呕吐、呃逆、吐血、皮肤瘙痒。

（8）肝俞

【定位】在背部，位于第9胸椎棘突下，旁开1.5寸。

【应用】常用于黄疸、胁痛、目赤、目视不明、迎风流泪、脊背痛。

（9）胆俞

【定位】在背部，位于第10胸椎棘突下，旁开1.5寸。

【应用】常用于黄疸、口苦、胁痛。

（10）脾俞

【定位】在背部，位于第11胸椎棘突下，旁开1.5寸。

【应用】常用于腹胀、黄疸、泄泻、胃痛、水肿。

（11）胃俞

【定位】在背部，位于第12胸椎棘突下，旁开1.5寸。

【应用】常用于胃痛、呕吐、腹胀、肠鸣。

（12）三焦俞

【定位】在背腰部，位于第1腰椎棘突下，旁开1.5寸。

【应用】常用于腰脊强痛、肠鸣、腹胀、腹泻、小便不利、水肿。

（13）大肠俞

【定位】第4腰椎棘突下，旁开1.5寸。

【应用】腰腿痛、腰肌劳损、肠炎。

（14）肾俞

【定位】在背腰部，位于第 2 腰椎棘突下，旁开 1.5 寸。

【应用】常用于头晕、耳鸣、耳聋、腰膝酸痛、遗精、阳痿、月经不调。

（15）气海俞

【定位】在背腰部，位于第 3 腰椎棘突下，旁开 1.5 寸。

【应用】常用于肠鸣、腹胀、痛经、腰痛。

（16）关元俞

【定位】在背腰部，位于第 5 腰椎棘突下，旁开 1.5 寸。

【应用】常用于腹胀、腹泻、腰骶痛、小便不利、遗尿。

（17）膀胱俞

【定位】在腰骶部，位于第 2 骶椎棘突下，旁开 1.5 寸。

【应用】常用于小便不利、腰脊强痛。

（18）八髎

【定位】上、次、中、下髎，左右共八穴，合称八髎。在腰骶部，依次位于第 1、2、3、4 骶后孔中。

【应用】常用于月经不调、白带过多、小便不利、小腹疼痛、腰骶痛、下肢痛。

（19）承扶

【定位】在大腿后面，位于臀横纹中点。

【应用】常用于腰、骶、臀、股部疼痛和痔疾。

（20）殷门

【定位】承扶与委中穴的连线上，承扶穴下 6 寸。

【应用】常用于腰痛、下肢痿痹。

（21）委中

【定位】位于腘横纹中央。

【应用】常用于腰背痛、膝关节屈伸不利、下肢痿痹、小便不利、丹毒。

（22）承筋

【定位】委中与承山的连线上，腓肠肌肌腹中央，委中下 5 寸。

【应用】常用于腿痛、下肢麻痹、坐骨神经痛。

（23）膏肓

【定位】在背部，位于第 4 胸椎棘突下，旁开 3 寸。

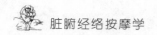

【应用】常用于咳嗽、气喘、健忘、遗精、肩胛痛。

（24）承山

【定位】位于腓肠肌肌腹下凹陷的顶端，伸小腿时，腓肠肌肌腹下出现"人"字纹处。

【应用】常用于痔疾、便秘、腰腿拘急疼痛。

（25）昆仑

【定位】位于外踝尖与跟腱之间的凹陷处。

【应用】常用于头痛、项强、腰骶疼痛、足跟肿痛、难产。

（八）足少阴肾经

1. 体表穴位分布线

足少阴肾经起于足心涌泉穴，斜走舟骨粗隆下，绕内踝后，循下肢内侧后缘，经少腹，循腹正中线旁开 0.5 寸，胸正中线旁开 2 寸上行，止于锁骨下端俞府穴，左右各 27 穴。

2. 主治概要

本经腧穴主治妇科病、泌尿生殖系统疾病，以及与肾有关的肺、心、肝、脑、咽、舌等经脉循行部位的其他病证。

3. 常用腧穴

（1）涌泉

【定位】位于足底（去趾）前 1/3 与后 2/3 交界处，足趾跖屈时呈凹陷处。

【应用】常用于头痛、失眠、目眩、咽喉肿痛、大便难、小便不利、足心热。

（2）太溪

【定位】位于内踝高点与跟腱之间凹陷中。

【应用】常用于月经不调、阳痿、小便频数、咽喉肿痛、齿痛、失眠、腰痛、耳鸣、耳聋、足跟痛。

（3）照海

【定位】位于内踝尖正下缘凹陷处。

【应用】常用于失眠、咽干、咽痛、月经不调、带下、小便频数。

（九）手厥阴心包经

1. 体表穴位分布线

手厥阴心包经起于乳头外开 1 寸的天池穴，上行腋窝，循上肢内侧中间，入掌中二、三掌骨间，止手中指尖端的中冲穴，左右各 9 穴。

2. 主治概要

本经腧穴主治心、心包、胸、胃、神志病，以及经脉循行部位的其他病证。

3. 常用腧穴

（1）曲泽

【定位】微屈肘，位于肘横纹中，肱二头肌腱尺侧缘。

【应用】常用于心痛、心悸、胃痛、呕吐、热病、肘臂挛痛。

（2）内关

【定位】仰掌，位于腕横纹上 2 寸，掌长肌腱与桡侧腕屈肌腱之间。

【应用】常于用心痛、心悸、胸闷、胸痛、胃痛、热病、上肢痹痛。

（3）大陵

【定位】仰掌，位于腕横纹正中，掌长肌腱与桡侧腕屈肌腱之间。

【应用】常用于心痛、心悸、胃痛、口臭、腕关节疼痛。

（4）劳宫

【定位】在手掌心，第 2、3 掌骨中间。简便取穴法：握拳，中指尖下是穴。

【应用】常用于心痛、呕吐、口疮、口臭、癫狂痫证。

（十）手少阳三焦经

1. 体表穴位分布线

手少阳三焦经起于无名指尺侧端的关冲穴，沿手背四、五掌骨间上行循上肢外侧中间，至肩部上颈，经耳后，止于眉梢处的丝竹空穴，左右各 23 穴。

2. 主治概要

本经腧穴主治头、目、耳、颊、咽喉、胸胁病和热病，以及经脉循行部位的其他病证。

3. 常用腧穴

（1）外关

【定位】位于前臂背侧，腕背横纹正中上 2 寸，尺骨与桡骨之间。

【应用】常用于热病、头痛、目赤肿痛、耳鸣耳聋、胁肋痛、上肢痿痹不遂。

（2）臑会

【定位】位于臂外侧，肩髎穴下3寸，三角肌后下缘。

【应用】常用于上肢痹痛、颈淋巴结炎、甲状腺肿。

（3）肩髎

【定位】位于肩部，肩髃穴后方，上臂外展时，肩峰后下方凹陷处。

【应用】常用于臂痛、肩重不能举。

（4）翳风

【定位】位于耳垂后方，乳突与下颌角之间的凹陷处。

【应用】常用于耳鸣、耳聋、口眼㖞斜、齿痛颊肿。

（5）耳门

【定位】位于耳屏上切迹前方，下颌骨髁状突后缘，张口有凹陷处。

【应用】常用于耳鸣耳聋、齿痛、颈颔痛。

（6）丝竹空

【定位】位于眉尾梢凹陷处。

【应用】常用于头痛、目赤肿痛、眼睑瞤动。

（十一）足少阳胆经

1. 体表穴位分布线

足少阳胆经起于目外眦旁的瞳子髎穴，斜下耳前，上头角，绕耳后，折回前额，向后至风池下项，经肩上，沿胁肋腰间，下行至臀，循下肢外侧中间，经外踝前过足背，止于第四趾外侧端的足窍阴穴，左右各44穴。

2. 主治概要

本经腧穴主治肝胆病，侧头、目、耳、咽喉病，神志病，热病，以及经脉循行部位的其他病证。

3. 常用腧穴

（1）瞳子髎

【定位】在面部，位于目外眦外侧约0.5寸，眶骨外缘凹陷中。

【应用】常用于头痛、目赤肿痛、迎风流泪。

（2）阳白

【定位】在前额部，目正视，瞳孔直上，眉上1寸。

【应用】常用于前额头痛、目眩、视物模糊、眼睑瞤动。

（3）风池

【定位】在头后项部，枕骨之下，位于胸锁乳突肌与斜方肌上端之间的凹陷处。

【应用】常用于头痛、颈项强痛、眩晕、目疾、鼻渊、感冒。

（4）肩井

【定位】在肩上，位于大椎与肩峰连线的中点，前直乳中。

【应用】常用于颈项强痛、肩背疼痛、上肢不遂、乳痈、难产。

（5）环跳

【定位】在股外侧部，侧卧屈股，位于股骨大转子高点与骶管裂孔连线的外1/3与内2/3交点处。

【应用】常用于腰腿痛、半身不遂、下肢痿痹。

（6）风市

【定位】位于大腿外侧部的中线上，腘横纹上7寸。简便取穴法：垂手直立时，中指尖下是穴。

【应用】常用于半身不遂、下肢痿痹、遍身瘙痒。

（7）京门

【定位】章门后1.8寸，当第12肋游离端的下方。

【应用】常用于胁痛、腹胀、腰痛、泄泻。

（8）阳陵泉

【定位】位于小腿外侧，腓骨小头前下方凹陷处。

【应用】常用于黄疸、胁痛、口苦、呕吐、半身不遂、小儿惊风。

（9）悬钟（又称"绝骨"）

【定位】位于小腿外侧，外踝尖上3寸，腓骨前缘。

【应用】常用于痴呆、中风偏瘫、颈项强痛、胸胁肋痛。

（10）丘墟

【定位】位于足外踝前下方，趾长伸肌腱的外侧凹陷处。

【应用】常用于颈项痛、胸胁痛、外踝肿痛、足内翻、足下垂。

（十二）足厥阴肝经

1. 体表穴位分布线

足厥阴肝经起于足大趾外侧端的大敦穴，循足背，经内踝前上行，至内踝上 8 寸处交出足太阴之后，循下肢内侧中间，绕阴器，经小腹，上胁肋，止于乳下第 6 肋间隙的期门穴，左右各 14 穴。

2. 主治概要

本经腧穴主治肝病、妇科病、前阴病，以及经脉循行部位的其他病证。

3. 常用腧穴

（1）太冲

【定位】位于足背，每 1、2 跖骨结合部之前凹陷中。

【应用】常用于头痛、眩晕、目赤肿痛、口㖞、中风、小儿惊风、崩漏、遗尿、疝气。

（2）章门

【定位】位于侧腹部，第 11 肋游离端下方。

【应用】常用于腹胀、腹痛、泄泻、胁痛、痞块。

（3）期门

【定位】位于胸部，乳头直下，第 6 肋间隙，前正中线旁开 4 寸。

【应用】常用于胸胁胀痛、腹胀、呕吐、乳痈。

二、任、督二脉和常用奇穴

（一）任脉

1. 体表穴位分布线

任脉起于前后二阴间的会阴穴，沿腹、胸正中线上行，经颈喉正中，止于颏唇沟的承浆穴，共计 24 穴。

2. 主治概要

本经腧穴主治少腹、脐腹、胃脘、胸颈、咽喉、头面等局部病证和相应的内脏病证，部分腧穴有强壮作用。

3. 常用腧穴

（1）关元

【定位】位于前正中线上，脐下 3 寸处。

【应用】常用于遗尿、小便频数、泄泻、阳痿、月经不调、虚劳。本穴有强壮作用，为保健要穴。

（2）气海

【定位】位于前正中线上，脐下 1.5 寸处。

【应用】常用于腹痛、泄泻、遗尿、遗精、月经不调、虚脱。本穴有强壮作用，为保健要穴。

（3）神阙

【定位】位于脐窝中央。

【应用】常用于腹痛、泄泻、虚脱、中风。

（4）上脘

【定位】脐上 5 寸。

【应用】常用于胃痛、腹胀、反胃、呕吐。

（5）中脘

【定位】位于前正中线上，脐上 4 寸处。

【应用】常用于胃痛、呕吐、吞酸、腹胀、泄泻。

（6）下脘

【定位】脐上 2 寸。

【应用】常用于腹痛、呕吐、食饮不化。

（7）膻中

【定位】位于前正中线上，平第 4 肋间，两乳头连线的中点。

【应用】常用于咳喘、胸痛、心悸、呕吐、乳少。

（8）承浆

【定位】位于颏唇沟的正中凹陷处。

【应用】常用于口㖞、齿痛颊肿、流涎、癫狂。

（二）督脉

1. 体表穴位分布线

督脉起于尾骶部的长强穴，沿脊背正中上行至头顶正中，向前下行于鼻柱，经人中，止于上唇内的龈交穴，共计28穴。

2. 主治概要

本经腧穴主治神志病，热病，腰骶、背、头项局部病证及相应的内脏病。

3. 常用腧穴

（1）腰阳关

【定位】位于后正中线上，第4腰椎棘突下凹陷中。

【应用】常用于月经不调、遗精、腰骶痛、下肢痿痹。

（2）命门

【定位】位于后正中线上，第2腰椎棘突下凹陷处。

【应用】常用于阳痿、遗精、带下、遗尿、月经不调、腰脊强痛。

（3）大椎

【定位】位于后正中线上，第7颈椎棘突下凹陷处。

【应用】常用于热病、外感病、咳喘、头项强痛。

（4）风府

【定位】位于后发际正中直上1寸，两斜方肌之间凹陷中。

【应用】常用于头痛、项强、眩晕、咽喉肿痛、中风不语。

（5）哑门

【定位】项部，后发际正中直上0.5寸，第1颈椎下。

【应用】常用于颈项强直、脑性瘫痪。

（6）百会

【定位】位于头部，头顶正中线上，两耳尖连线的中点处。

【应用】常用于头痛、眩晕、中风、脱肛、泄泻。

（7）神庭

【定位】前发际正中直上0.5寸处。

【应用】常用于癫狂痫、失眠、头痛、目眩、鼻渊、鼻衄。

（8）素髎

【定位】位于鼻尖正中。

【应用】常用于鼻渊、鼻衄、惊厥、昏迷。

（9）水沟

【定位】位于人中沟的上1/3与下2/3交点处。

【应用】常用于昏厥、癫狂痫、小儿惊风、面瘫。

（三）常用奇穴

奇穴是指既有一定的名称，又有明确的位置，但尚未归入十四经系统的腧穴。这类腧穴的主治范围比较单纯，多数对某些病证有特殊疗效。由于未归入十四经系统，故又称"经外奇穴"。现将常用奇穴介绍如下。

1.印堂

【定位】位于额部，两眉头连线的中点。

【应用】常用于头痛、眩晕、鼻衄、鼻渊、失眠。

2.太阳

【定位】位于颞部，眉梢与目外眦之间，向后约一横指凹陷处。

【应用】常用于头痛、目疾。

3.安眠

【定位】位于项部，翳风与风池穴连线的中点。

【应用】常用于失眠、头痛、眩晕。

4.定喘

【定位】位于背部，第 7 颈椎棘突下，旁开 0.5 寸。

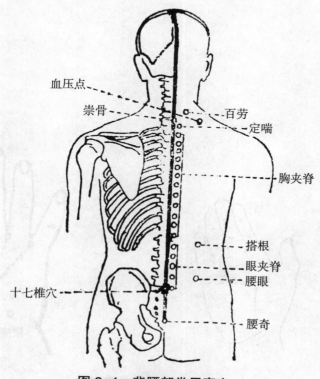

图 2-4　背腰部常用奇穴

【应用】常用于哮喘、咳嗽、肩背痛。

5. 夹脊

【定位】位于背腰部，第 1 胸椎至第 5 腰椎棘突下两侧，后正中线旁开 0.5 寸。一侧 17 穴，左右共 34 穴。

【应用】常用于心肺、胃肠、肝胆及上下肢病证。

6. 肩前

【定位】位于肩部，双手自然下垂，在腋前皱襞顶端与肩髃穴连线的中点。

【应用】常用于肩臂痛、上肢不能举。

7. 腰痛点

【定位】位于手背侧，第 2、3 掌骨及第 4、5 掌骨之间，当腕横纹与掌指关节中点处，一侧 2 穴，左右共 4 穴。

【应用】常用于急性腰扭伤。

8. 外劳宫

【定位】位于手背侧，第 2、3 掌骨间，掌指关节后约 0.5 寸处。

【应用】常用于落枕、手臂痛、胃痛。

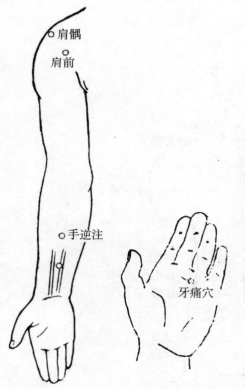
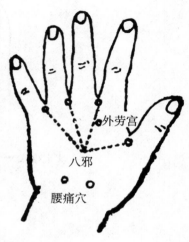

图 2-5 上肢部常用奇穴

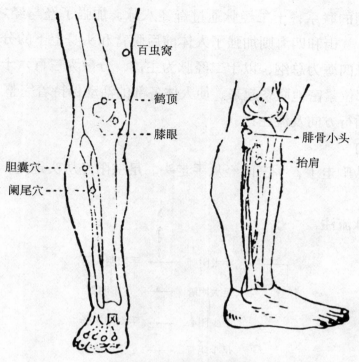

图 2-6　下肢部常用奇穴

9. 膝眼

【定位】屈膝，在髌韧带两侧凹陷处，内侧的称"内膝眼"，外侧的称"外膝眼"。

【应用】常用于膝关节疼痛、下肢痛。

第三节　经络系统的功能

一、沟通上下、联系内外

《灵枢·海论》说："夫十二经脉者，内属于府藏，外络于支节。"人体的五脏六腑、四肢百骸、五官九窍、皮肉筋骨等组织器官，虽有各自不同的生理功能，但又互相联系、互相配合，进行有机的整体活动，使人体内外、上下、前后、左右构成一个有机的整体，保持协调、统一。人体的这种整体联系和整体活动主要是依靠经络系统的联络、沟通而实现的。十二经脉及经别重在人体体表与脏腑，以及脏腑间的联系；十二经脉和十五络脉，重于体表与体表，以及体表与脏腑间的联系；十二经脉通过奇经八脉，加强了经与经之间的联系；十二经的标本、气街和四海则加强了人体前后腹背和头身上下的分段联系。经络系统是以头身四海为总纲，以十二经脉为主体，分散为三百六十五络遍布全身，将人体各部位紧密地联系起来，使人体各部的活动保持着完整和统一。

十二正经循行方向及流注：

1. 循行方向

手三阴经从胸走手，手三阳经从手走头。足三阳经从头走足，足三阴经从足走腹胸。

2. 十四经脉流注

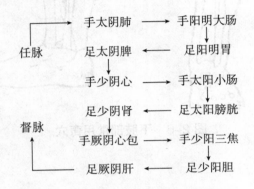

二、运行气血、营养周身

《灵枢·本藏》言经络"行血气而营阴阳，濡筋骨，利关节"，说明经络具有运行气血、濡养周身及协调阴阳的作用。气血是人体生命活动的物质基础。气血在全身各部的输布有赖经络的运行。人体各个脏腑组织器官在气血的温养濡润后，才能发挥其正常生理作用。无论是"宗气""原气""营气"，还是"卫气"，必经过经络营运于周身内外，使得气血"内溉脏腑，外濡腠理"（《灵枢·脉度》），从而使体内的脏腑和体表的五官九窍、皮肉筋骨，均能息息相通，协调一致。在经络的联系下，气血盛衰和机能动静保持相对平衡，使人体"阴平阳秘，精神乃治"（《素问·生气通天论》）。

三、抵御外邪、保卫机体

经络反映症候，可以是局部的、一经的、数经的或是整体的。在临床上，经络的阴阳、气血的盛衰可出现寒热虚实等多种症候表现，疾病由表及里，由三阳经传入到三阴经的发展变化过程，体现了经络与经络之间、经络与脏腑之间，存在着相互间的联系，如太阳病可出现"热结膀胱"和小肠腑症，经络的阴气不足也会出现五心烦热、盗汗等阴虚内热的表现。

［附］十四经脉不通的症候群

1.手太阴肺经不通：怕风，易咽干、咳嗽，过敏性鼻炎，皮肤干燥，易过敏，动则气短胸翳，面色无华。

2.手阳明大肠经不通：牙痛，头痛，口干，皮肤过敏，青筋，斑点，肠胃功能减弱，慢性咽炎。

3.足阳明胃经不通：喉咙痛，胃痛，怕热，消化不良，倦怠，膝关节痛，便秘，唇干舌燥，身体消瘦。

4.足太阴脾经不通：脘腹胀气，吸收不良，口淡，易呕吐、作闷，易倦怠、虚胖，头痛、头脑不清，湿重，脚肿便溏，关节酸胀，糖尿病。

5.手少阴心经不通：心烦，心惊，心悸，心闷，心痛，气短，上气有压力感，忧郁，易怒，口腔溃疡，口干，口臭。

6.手太阳小肠经不通：小腹绕脐而痛，心悸，心闷，头顶痛，易腹泻，手脚寒冷，吸收不良，虚肥。

7.足太阳膀胱经不通：恶风，怕冷，颈项不适，腰背肌肉胀痛，腰膝酸软，静脉曲张，尿频，尿多，尿黄，前列腺肥大。

8.足少阴肾经不通：手足怕冷，口干舌燥，腰膝酸痛，咽喉炎，月经不调，性欲减退，前列腺肥大，足跟痛，尿频，尿少，尿黄。

9.手厥阴心包经不通：失眠，多梦，易醒，难入睡，心烦健忘，胸悸，心闷，口干，神经衰弱。

10.手少阳三焦经不通：偏头痛，头晕，耳鸣，上热下寒，手足怕冷，倦怠，易怒，皮肤易过敏，肌肉关节酸痛无力，食欲不振。

11.足少阳胆经不通：口干，口苦，偏头痛，易惊悸，善叹息，便溏，便

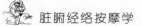

秘，皮肤萎黄，消化不良，关节痛，脂肪瘤，疾湿积聚。

12.足厥阴肝经不通：口干，口苦，情志抑郁，胸胁胀痛，眩晕，血压不稳，易怒，冲动，皮肤萎黄，易倦乏力，前列腺肥大，月经不调，乳房疾病，小便黄。

13.任脉不通：怕热，汗多，阴阳失调，月经不调，阳痿，性冷淡，消化不良，胸闷气喘。

14.督脉不通：虚寒，怕冷，手足不温，疲劳乏力，颈椎痛，腰椎痛，痔疮，便秘，阴阳失调。

第三章 脏腑经络按摩诊断概要

按摩的诊断是在四诊八纲的基础上进行的，同时要参考现代医学中的各种化验诊断和特技检查的资料，加以综合分析，以便得出一个比较正确的诊断，对病情及其预后有一个正确的估计。祖国医学的诊断方法是望、文、问、切四诊。脏腑经络按摩对腹诊和经络诊断更为重视。本章除对四诊作一概要介绍外，重点介绍腹诊和经络诊断。

第一节 四诊概要

一、望诊

望诊在祖国医学诊断中占有重要地位，观察受术者的神色形态，判断疾病的所在和转归，以及是否适合采用按摩治疗是非常重要的。现将一般神色形态望诊、舌诊等做一概要介绍。

（一）望神志

神志是指人的精神状态。正常人意识清楚，目有精光，言语正常，皮肤润泽，肌肉不瘦削，呼吸均匀，不深不浅，二便正常，这是正气旺盛、神气充足的表现。某些疾病可引起各种神志变化。凡见到受术者精神颓败、面色惨白、大汗淋漓、闭目不愿说话、形羸色败、大骨枯槁、大肉陷下、喘急异常、呼吸不正常、泄泻不止，或昏迷不知人事等现象，就是正气已伤、精神不足或神气离绝的征象。

（二）望气色

健康人的五脏无偏胜，气血调和，必然精神健旺、气色明润。正常人的气色是红黄隐隐、明润含蓄。人的肤色是不一致的，有些人稍白，有些人稍黑，这些属于种族不同和个体差异，都是无病的常色。疾病可以使人的气色发生变化，这些变化有的表现于全身，有的表现于局部。如《灵枢·五色篇》说："青黑为痛，黄赤为热，白为寒。"这是五色主病的一般规律。

（1）鲜明：多表示新病，病在表，水病，久病忌见。

（2）晦暗：多表示久病，病在里，阴症，阻气不足。

（8）枯涩：久病血虚，或内有瘀血，可见肌肤枯涩、甲错。

（4）苍白：血虚、阴症、寒症，在受到寒冷刺激或惊恐时也常出现。

（5）发绀：皮肤呈蓝紫色，多出现在皮肤浅薄部位或末梢部位，如口唇、面颊等是阳气衰微、血运不良的表现。

（三）望动态

动态是指病人的动静姿态。观察病人的动态不仅可以判断肌肉、皮肤、四肢等外在的病变，更重要的是可以测知五脏六腑的病变。如《素问·脉要精微论》云："头者精明之痛，头倾视深，精神将夺矣。背者胸中之府，背屈肩随，府将坏矣，腰者肾之府，转摇不能，肾将惫矣。膝者筋之府，屈伸不能，行则偻附（一作俯，《太素》作跗），筋将惫矣。骨者髓之府，不能久立，行则振掉，骨将惫矣。"临床上不同的疾病产生不同的病态，如角弓反张为破伤风、痉病、小儿惊风等的表现，偏枯为中风后遗症。

振颤，血虚生风、肝风内动，外科病见之，应注意是否破伤风，或是脓毒内攻。蜷卧（卧时头身前属成团）多为阳虚恶寒，或有剧痛之证。如头汗出，蜷卧，但欲寐，脉沉细，为少阴病的特殊病态，卧时仰面伸足，为阳症、热症，其病轻；卧时面喜向里，身重不能转侧，多为阴证、寒证、虚证。新病多为风湿相搏。循衣摸床，两手撮空理线，多属危重证候的表现。端坐不能卧，卧期气逆，这是肺中气逆，多为咳喘、肺胀。小儿热邪伤神，手如数物（谓十指屈伸不定，如数物之状）。眼、面、口唇、手指或足趾不时振动，在热性病发烧时出现是发痉的先兆，在虚损病多是血虚阴亏等，经脉失养。

（四）舌诊

舌诊现已成为中医各科诊察疾病的常规诊断方法。临床上对于各种疾病，都常结合辨舌来决定诊断、治疗和预后。实践证明，舌诊在诊断上有很大价值。

1. 舌诊的脏腑分配

（1）以三焦划分舌尖属上焦、舌中属中焦、舌根属下焦。

（2）以五脏划分舌尖属心肺、舌根属肾、舌两旁属肝胆、舌中属脾胃。

2. 舌的诊断

舌质正常的颜色是淡色，红色不深不浅，光润内充。人体有病时，可以反映于舌，出现各种病理舌象。

（1）淡白舌：淡白舌的舌色，红少白多，按其红、白的比例不同，可分为两类，一类较正常人的舌色略淡，但仍可见有红色。另一类则舌色枯白，全无血色。淡白舌之舌体，一般多较正常肥大，舌面湿润多津，在舌的边缘，可因受压而出现明显的齿印。

淡白舌的出现多主虚寒，虚主要指血虚，如脱血，寒指阳气不足，阳气衰微，可出现腹痛、腹泄等。血液病受术者，如再生障碍性贫血受术者常可见到典型的淡白舌。

淡白湿润舌：舌色淡白，舌体胖嫩，湿润多津，舌边有齿痕，为阳虚血少，水湿潴留，如水肿、痰饮等。

淡白少津舌：舌色淡白，舌体并不肥大，或稍小于正常，舌面虽润，但并不多津，重则无津，多主气血阴阳两虚。

（2）红色舌：淡红为舌之本色，红色舌则红而朱赤、鲜红，其舌体一般均较瘦，舌面较干燥。舌质红主热，但有虚热和实热之分。实热多出现在外感温热暑邪或风寒燥气化火而成，舌质红多有舌苔；虚热多出现在内伤杂病，是阴虚火炎的现象，舌多光红无苔或有花剥苔。

淡白挟红舌：舌色大部分颜色浅淡，有某一部分为红色。根据其部位不同，而主病不同。舌尖独赤起刺，为心火上炎，舌边色赤者，肝胆之火；红在舌中为脾胃之火；舌边尖红，在外感为风热在表。

红色光莹舌（又名镜面舌）：舌质光红柔嫩，平如镜面，望之似觉潮润，扪之却干燥无津，为阴亏津伤较甚的现象。

红舌红点：舌色鲜红，在红色内有散在鲜红的小点，鼓起于舌面，如红点像碎米一样，是虫病的舌征；若满舌红点鼓起，是热毒较甚，病情向前发展的先兆。

红星舌（又名杨梅舌或覆盆子舌）：舌红而有大红点，或深红星，是营血大热的表现，一些发疹热性疾病，如丹痧（猩红热）在热盛期可见到典型的红星舌。

（3）绛色舌：绛为深红色，绛舌多是红舌的进一步发展，温病邪热传入营分，舌质一定出现绛色，邪热深入血分，则舌色深绛。舌绛不干，上覆黄白苔，这是津液未耗伤，而气分热邪有侵袭营分的趋势，若红绛毕露，舌苔尽化，表示病邪尽入营血。舌尖独绛，其余仍是淡红的，为心火独旺。

（4）紫色舌：紫色比绛色更深一层，出现的部位有全舌和部分的不同。在热性病见到紫色舌，舌色由绛变紫，是热毒更盛之象。紫色见于舌之某经，即某经之郁热。紫舌在寒证、热证、瘀血等病中均能见到。绛紫舌，或舌面干，焦起刺，主热毒内蕴。

青紫舌：全舌淡紫带青，滑润无苔，舌质瘦小，主大寒证。孕妇见此舌，多恐胎死腹中。

暗紫舌：或舌之边尖散见点状或片状瘀点，均主内有瘀血。

蓝色舌：舌见蓝色，多是气血亏极的重症。若舌见蓝色，而尚能生出舌苔的，病虽严重，胃气仍有，多主心肝肺脾胃为阳火内攻，血行瘀滞。若光蓝无苔，是胃气伤残至极的表现。孕妇舌见蓝色者，多主胎死腹中。

3. 苔的诊断

（1）白苔：白苔属肺，主表主寒，若见舌苔薄白，舌质淡红，多见于风寒湿邪，外感初起。若舌苔薄白而干，舌质较红或否边尖红，多见于风热之邪，温病初起表证。白厚腻苔，多属寒湿、痰饮、停食等所致。若舌苔白厚不滑，无津而燥，多主胃燥，热气伤其津液，而浊结不化。

（2）黄苔：黄苔主里、主熟、主实，脾胃有热，更易出现黄苔，无病之人也可出现淡黄苔。黄苔主里，一般情况是如此，但黄而带白，说明表邪未尽，必待舌苔纯黄无白，方离表入里。舌苔黄而干燥，为邪热伤津，若见老黄厚苔面燥裂，是为热极，若舌苔黄而腻浊，为湿热熏蒸，或兼食滞、痰浊内阻。

（3）灰黑苔：灰黑苔的出现表示病情多数比较严重，灰苔在程度上较黑苔轻浅，诊断意义和黑苔相似，而且两者经常相兼出现。

灰黑苔多属里症，无表症，虽然寒热虚实皆可出现，毕竟实热多而虚寒少，如由黄苔转变为灰黑苔，为温病大热伤津之证。虚寒证的灰黑苔，颜色虽黑而不浓，或黑中带灰滑而津润，舌质不红，伴有脉微、肢冷、便溏不渴等证。

二、闻诊

闻诊包括听声音、辨气味等。听声音是听取病人的呻吟、语言、呼吸、咳嗽等，外伤病人应注意其伤处有无骨折清碎声音及关节摩擦音等。

辨气味包括辨闻病室气味、口气、呕秽之气、二便之气等。如疾病初起便出现声音嘶哑的，多是外感风寒，肺气不宣；久病失音的，多主肺脏亏损。发声重浊，声高而粗，多属实证；发低微细弱，多属虚证。虚寒证一般不愿多说话，实热证一般好多言。

三、问诊

问诊是一种重要的诊断方法。问诊包括问受术者本人及其家属，详细了解发病时间，何种原因引起，病程经过情况，最痛苦的症状和部位，家族史，既往健康史，周围环境，生活起居，治疗经过。妇女尤其需要问明经、带、胎、产等情况。按摩医师对胎产应十分注意询问，即使患一般疾病，也要注意到和这方面的关系，如已婚、未婚，是否怀孕，月经不行，要分清是否受孕。妊娠腹部和腰部痛甚，要防坠胎。一般而论，孕期不适用按摩治疗，尤其腹部应视为禁忌施术部位。小儿身体稚弱，误诊误治最为危险，因此对小儿的问诊应仔细而认真。而且对于出生以前（包括孕育期和产育期）的情况，以及父母、兄弟的健康情况等，均应详细询问。

四、切诊

切诊包括脉诊和触诊两个部分，因为下面重点介绍腹诊和经络诊断内容，所以这里只简单介绍脉诊内容。按摩医师对脉诊亦应特别重视，以判断其脏腑病变和心脏疾病的情况。

（一）浮脉

【脉象】脉在皮肤上，轻轻一取即得，按之稍减而不空，如水浮木。
【主病】主表主风。浮而有力为表实，浮而无力为表虚。久病虚证面脉浮

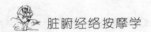

无根的为中气告溃，虚阳外浮之象，主病危。《金匮要略》中载："男子面色薄者，主渴及亡血卒喘悸，脉浮者，里虚也。"

（二）沉脉

【脉象】脉在肌肉中得之，轻取不应，重按始得，比喻"如石投水，必极其底"。

【主病】沉脉主里、主气滞、主湿痹。若表邪初客人体，而反见沉脉的，就是风寒外束，阳为阴蔽，不能鼓搏脉气于外的现象，所以沉脉不可概言主里。

（三）迟脉

【脉象】一息脉来不足四至，来去极慢。

【主病】主虚寒证，亦主热证。如舌质红，脉迟有力，主热证；舌质淡红，脉迟而无力，多属虚寒证。浮迟为表寒，沉迟为里寒。

（四）数脉

【脉象】一息脉来超过五至（小儿五岁以上，一息六至为平脉，三岁以下，八至为平脉）。

【主病】主热证，主疮疡，亦主虚寒证。数脉主热，此其常，为邪热脉搏，故令脉行加速。若见数面无力，接之空豁，舌淡苔白滑则为寒证的脉象，不得作热论。

（五）虚脉

【脉象】迟大而软，三部脉举按皆无力。

【主病】主气血虚，亦主伤暑（脉虚身热为伤暑）。

（六）实脉

【脉象】浮沉皆得，脉大而长微强，三部脉举按皆有力。

【主病】主实证，阳毒，癫狂。或因饮食七情内伤于脏，而出现胀满、结闭、瘀血、腹痛、痰饮、喘呕、咳逆等症，均可见沉实有力之脉。

（七）滑脉

【脉象】往来流利，应指圆滑，比喻为"如珠走玉盘"。

【主病】痰病，宿食，呕吐，孕。妇女怀孕之滑脉，按脉时有气线过指之感，以此区别是孕脉还是畜血脉。同时参以兼证如"女脉调时定有胎"，以及怀孕时的妊娠反应，嗜食酸物等以资鉴别。

（八）涩脉

【脉象】细而迟，往来难，短且散，或一止复来，比喻为"如轻刀刮竹"。

【主病】心痛，伤精，气滞，血少。怀孕在两三个月时，因血不足以养胎，亦可出现涩脉。李中梓说："如怀子而得涩脉，则血不足以养胎，如无孕而得涩脉，将有阴衰髓竭之忧矣。"

（九）洪脉

【脉象】脉来既大且长，来盛去衰，滔滔满指，重按稍减而不空，比喻为"状如洪水，波涛汹涌，来盛去衰"。

【主病】主阳盛阴虚，伤寒白虎汤证其脉洪大。病后久虚、泄痢、失血、久咳，脉见洪盛，主病危重。

（十）微脉脉象

【脉象】脉在浮分，极细而软，若有若无，按之如欲绝，状类蛛丝。

【主病】亡阳，阴阳气血诸虚损不足之候。久病得之主危，卒病得之尚可挽救。

（十一）紧脉

【脉象】脉来绷急，左右弹手，状如切绳转索。

【主病】主寒、主痛，亦主宿食。浮紧主表寒，沉紧主里寒。

（十二）缓脉

【脉象】一息四至，应指和缓，如初春杨柳舞风之象。

【主病】主风，主湿。浮缓为风，沉缓为湿。缓脉亦有主热者。若脉来不浮不沉、不疾不徐、不微不弱是有胃气的缓脉，为无病。有病时脉转和缓为向愈的佳兆。

（十三）弦脉

【脉象】端直以长，从中直过，挺然指下，如按琴瑟弦。

【主病】肝病、诸痛、痰饮、症疾。弦脉为临床常见的脉象，根据弦脉力量的大小，以辨胃气的强弱，所以戴同父云："弦而软其病轻，弦而硬其病重。"

（十四）芤脉

【脉象】浮大而软，按之中央空，两边实，状类慈葱，如刘三点云："芤脉何似，绝类慈葱，指下成窟，有边无中。"

【主病】失血，如崩漏、血淋、胃肠道急慢性出血，均能见到脉。

（十五）细脉

【脉象】细直而软，若丝线之应指，三续不断不散，应指暴然。

【主病】诸虚劳损，湿气下侵，血少气衰，亦主积聚。

（十六）伏脉

【脉象】伏脉有两种形象，极重指按之，推筋着骨始得为伏脉；脉隐伏而不见亦为伏脉。

【主病】痛证（痛极脉伏），霍乱吐泻，战汗之前脉亦伏，厥证。

（十七）结脉

【脉象】往来缓慢时一止，复来，止无定数。

【主病】寒痰、瘀血、虫积、气郁不调、积聚症等病多见结脉。

（十八）促脉

【脉象】脉来急数之中而时一止，复来，止无定数。促脉另有一种含义就是指下寻之极数，并居寸口曰促。

【主病】主阳盛，痰积，癫狂，痈肿，或当暴怒之时亦可见到促脉。

（十九）代脉

【脉象】脉来动面中止，不能自还，良久复动，止有定数。

【主病】久病见代脉是脏气衰微、疾病危重的表现。新病见代脉是脉气一时性的不能接续，如痛证、跌扑损伤、七情惊恐等，有些妇女在怀孕初期亦可出现代脉，如滑伯仁云："妊娠脉代者，其胎百日。"

（二十）散脉

【脉象】举之浮散而不聚，按之则无，或至数不齐，或来多去少，或去多来少，涣散不收，如杨花散漫之象。李中梓说："散有二义，自有渐无之象，亦散乱不整之象也。"

【主病】散为元气离散之危象，若产妇见到散脉是危险病候，孕妇见到散脉会坠胎。

第二节　按　诊

一、按诊概述

按诊是医生直接触摸或按压病人某些部位或穴位，以了解局部冷热、润燥、软硬、压痛、肿块或其他异常变化，从而推断疾病部位、性质和病情轻重等情况的一种诊察方法。

（一）按诊的意义

按诊是切诊的重要组成部分，在辨证中起着重要的作用，是四诊中不容忽视的一环。通过按诊可以进一步探明疾病的部位、性质和程度，它是对望诊、闻诊、问诊所获资料的补充和完善，为全面分析病情、判断疾病提供重要的指征和依据。

（二）按诊的手法

按诊的手法大致可分为触、摸、按、叩四类。触是以手指或手掌轻轻接触受术者某一局部，如额部及四肢皮肤等，以了解凉热、润燥等情况；摸是以手指稍用力寻抚局部，如胸腹、腧穴、肿胀部位等，以探明局部的感觉情况，有无疼痛及肿物的形态、大小等，以分辨病位及虚实；按是以手按压局部，如胸腹或其他肿胀部位，以了解深部有无肿块及肿块的形态、大小、质地、性质、活动程度等；叩即叩击，是医生用手叩击病人身体某部位，使之震动产生叩击音、波动感或震动感，以此来确定病变的性质和程度。叩击法有直接叩击法和间接叩击法两种。直接叩击法是医生用手指直接触击体表部位；间接叩击法是医生用左手掌平贴在受术者体表，右手握成空拳叩击左手背，边叩边询问受术者叩击部位的感觉，有无局部引痛，以推测病变部位和程度。

（三）按诊的方法

按诊要在适当室温下进行，并保持室内安静。按胸腹时，医生站在病者右侧，用右手或双手对病者胸腹进行切按。按诊时，手法要轻柔，避免动作粗暴或冷手按诊。多种手法可综合运用，一般是先触摸，后按压，再叩击，由轻到重，由浅入深，先远后近，先上后下地进行，边检查边观察病者面部表情变化，以了解痛苦所在。

二、按诊的内容

按诊的运用相当广泛，临床上常用的有按肌肤、按胸胁、按脘腹、按手足、按腧穴等。

（一）按肌肤

按肌肤主要用于辨别肌肤的寒热、润燥、滑涩、肿胀、疼痛、疮疡等。一般来讲，阳证、热证多见肌肤灼热而红肿疼痛；阴证、寒证多见皮肤不热而红肿不明显。手足心灼热较甚者，多为阴虚内热；皮肤滑润者，为津液未伤；皮肤枯燥或甲错者，常属津液已伤或有瘀血。用手按压肌肤肿胀之处，按之凹陷不能即起为水肿；按之凹陷，举手即起为气肿。肌肤濡软而喜按者为虚证；患处肿痛拒按者为实证。在外科方面，触按病变部位，可辨别病证的阴阳和成脓情况。触按病变局部肿硬不热者，为寒证；肿处灼手压痛者，为热证。根盘平塌漫肿为虚；根盘收束而高起为实。患处坚硬为无脓，边硬顶软为有脓。

（二）按胸胁

胸胁即前胸和侧胸部的统称，按胸胁可了解心肺及虚里病变的情况。

1. 按胸部

前胸高起，按之气喘多为肺胀；叩之嘭嘭然，其音清者，见于气胸；若按之胸痛，叩之音实者，常为水结胸膈或痰热壅肺；胸部外伤，则见局部青紫肿胀而拒按。

虚里为心尖搏动处，为诸脉之所宗。按虚里可测知宗气之强弱、疾病之虚实、预后之吉凶。诊虚里时，病者取仰卧位，医生站其右侧，用右手平抚于虚里部，注意诊察动气之强弱、至数和聚散。正常情况下，虚里搏动不显，按之应手，搏动范围直径 2 ~ 2.5 厘米，动而不紧，缓而不怠，动气聚而不散，节律清晰，是心气充盛的征象。虚里按之其动而微弱，是宗气内虚；动而应衣，是宗气外泄；按之弹手，洪大而搏，或绝而不应，是心气衰绝，证属危候。

2. 按胁部

按胁部可了解肝胆疾病。胁下肿块、刺痛拒按为气滞血瘀；右胁下肿块按之表面凹凸不平，应注意排除肝癌；疟疾后胁下痞块，按之硬者为疟母。

（三）按脘腹

按脘腹主要是了解脘腹痛与不痛、软与硬，有无痞块积聚，以辨别脏腑虚实和病邪性质及其积聚的程度。

脘腹各部位的划分：膈以下为腹部，上腹部剑突的下方，称为"心下"，上腹部又称"胃脘部"，脐上部称为"大腹"，脐下至耻骨上缘称为"小腹"，小腹的两侧称为"少腹"。

心下按之硬而痛为结胸，属实证；心下按之濡软或硬满无痛，多是痞症。脘腹疼痛，按之则舒，局部柔软，多为虚证；按之痛甚，局部坚硬，甚而拒按者，多为实症。腹部肿块，痛有定处，推之不移，多为积；推之可移，痛无定处，或按之无形，聚散不定，多为瘕聚。右侧少腹作痛而拒按，按之有包块，应手者多是肠痈。

（四）按手足

按手足之目的主要是了解手足的寒热，判断疾病的寒热虚实以及表里内外顺逆。病者手足俱冷，多为阳虚阴寒证；手足俱热，多为阳热亢盛证；手心较热，多为内伤发热；手背较热，多为外感发热。小儿指尖冷，主惊厥；中指独热，主外感风寒；中指指尖独冷，为麻痘将发。

（五）按腧穴

按腧穴是按压身体体表某些特定穴位，通过穴位变化和反应来判断内脏某些疾病。按腧穴要注意发现穴位上是否有结节或条索状物，其有无压痛或其他敏感反应。如肺病可在肺俞穴摸到结节，肝病在肝俞和期门穴有压痛，胃痛在胃俞和足三里穴有压痛，肠痈在上巨虚（阑尾穴）有压痛，痛经在三阴交穴有压痛。癌症在痞块点和新大郄穴有压痛。

总之喜按为虚，拒按为实证。

第三节　经络诊断

外邪侵入人体时，病邪会沿着皮肤、经络，由表及里的传变。如《素问·调经论》说："风雨之伤人也，先客于皮肤，传入于孙脉，孙脉满则传入于络脉，络脉满则输于大经脉……"同样，内脏发生病变后，可以通过经络反映到外部体表上来，如《灵枢·邪客篇》说："肺心有邪，其气留于两肘；肝有邪，其气留于两腋；脾有邪，其气留于两髀；肾有邪，其气留于两腘。"无论处感心、内伤，只要机体遇到病邪危害发生病变，就会在经络所通连的有关体表部位上表现出来，有的是异常变化，有的则是出现性反应物，如形态变化，皮肤下面会出现结节、硬块、索条状物、皮肤硬滞、肥厚、毛孔变粗变大、皮肤颜色改变或出现色素沉着，以及出现皮疗等。或出现感觉异常，酸、胀、痒、疼痛、沉重压迫感、麻木不仁，或按压有特殊的疼痛、酸胀等。如肺病会出现中府穴压痛或在肺俞穴摸到结节。心脏病在心俞穴摸到反应物。肝脏有问题在肝俞穴摸到硬结。这种体表反映的异常现象不仅可以作为诊断疾病的重要依据，而且还可作为按摩治疗的重点穴位或区域。通过按摩临床实践观察到，人体的这些阳性反应物，随着病性的轻重、好转、痊愈，而相应地减少、增多或消失。这说明经脉、经穴和脏腑之间的关联是有一定的规律性的。这一规律在脏腑经络按摩治疗中应予以足够的重视。

一、十二经脉病候

1. 肺经不通：怕风，易咽干、咳嗽；过敏性鼻炎、皮肤干燥易过敏；动则气短胸闷、面色无华；自汗、盗汗，咽喉肿痛，胸部胀满。

2. 大肠经不通：牙痛、头痛、口干、慢性咽炎，皮肤过敏；青筋斑点、肠胃功能减弱；腹泻、便秘等。

3. 胃经不通：喉咙痛、胃痛怕热、消化不良，倦怠、四肢无力、膝关节痛、便秘，唇干舌燥，善饥，口眼㖞斜，身体消瘦。

4. 脾经不通：脘腹胀气、吸收不良、口淡，容易呕吐、作闷、易倦怠，虚胖；头痛、头脑不清、湿重脚肿，便溏；关节酸胀、四肢不举，重困嗜卧等。

5. 心经不通：心烦、心惊、心悸、心闷、心痛、气短、上气有压力感、忧郁易怒、口腔溃疡、口干口臭。

6. 小肠经不通：小腹绕脐而痛、心悸心闷头顶痛；容易腹泻、手脚寒冷、吸收不良而虚肥。

7. 膀胱经不痛：恶风怕冷；颈项不适、腰背肌肉胀痛、腰膝酸软、静脉曲张、尿频、尿多、尿黄、前列腺肥大。

8. 肾经不通：手足怕冷、口干舌燥、腰膝酸痛、咽喉炎、月经不调、性欲减退、阳痿、早射，前列腺肥大、足跟痛、尿频、尿少、尿黄。

9. 心包经不通：失眠多梦；易醒、难入睡、心烦健忘、心悸胸闷、口干；神经衰弱。

10. 三焦经不通：身体消瘦，正气不足，偏头痛、头晕；耳鸣、上热下寒；手足怕冷、倦怠易怒；皮肤易过敏，肌肉关节酸痛无力、食欲不振。

11. 胆经不通：口干口苦；偏头痛，容易惊悸、善叹息、便溏、便秘，皮肤萎黄，消化不良，关节痛，脂肪瘤，痰湿积聚。

12. 肝经不通：口干口苦；情志抑郁，胸胁胀痛，眩晕，血压不稳，易怒冲动，皮肤萎黄，易倦乏力，前列腺肥大；月经不调，乳腺增生，子宫肌瘤。

二、奇经八脉症候

1. 任脉不通：怕热汗多；阴阳失调，月经不调；阳痿，性冷淡，食欲不振，消化不良，胸闷气喘。

2.督脉不通：虚寒怕冷，手足不温、疲劳乏力，颈椎痛、腰椎痛，性欲减退，性冷淡，痔疮，便秘。

3.冲脉：逆气而里急，李东垣云："凡逆气上冲，或兼里急，或作躁热，皆冲脉也。"

4.带脉：腹部胀满、腹痛、腰部沉重、月经不调、赤白带下。

5.阳跷脉：痛症，不眠，下肢外侧拘急、内侧弛缓。

6.阴跷脉：多眠，下肢内侧拘急、外侧弛缓。

7.阳维脉：恶寒、发热、癫痫、腰痛。

8.阴维脉：心痛，如《难经·二十九难》说："阳维为病苦寒热，阴维为病苦心痛。"又说："阴阳不能自相维，则怅然失志，溶溶不能自收持。"

第四节　腹部诊断

一、腹部诊断的价值

腹部诊断是切诊法之一种，实践证明，不论内脏、四肢、皮肤、眼、耳、鼻、咽喉等处发生病变，腹部大都有异常表现，这就为疾病的诊断和腹部按摩手法的选择应用提供了依据，成为脏腑经络按摩不可缺少的一种诊断方法。

二、腹诊的目的

腹诊是用手触及腹部，在腹部的浅层或深层可发现病块病条、结节、软硬、板滞，疼痛点等反映，借以判断疾病的虚实，气滞的部位和程度，病块、病条的分布和走向等，为疾病的诊断和腹部按摩手法的运用提供了依据。

三、腹诊的方法

受术者仰卧，两腿伸直，两臂顺沿两胁伸展或在胸前交叉，解开衣带，露出腹部，腹肌放松，按摩医师位于受术者右侧，用整个右手四指指腹或全手掌，从胸部开始，先由轻到重按压胸部、肋间，以候心肺之疾，随即很轻柔地向下再抚按整个腹部，先按上腹和肝、脾区，以候有无胀满，再按任脉脐上、脐部、少腹，再按小腹以候肾气强弱等，以便观察其是否膨满、软硬、疼痛、病块等。腹诊时手法宜轻柔徐缓，要由浅入深、由轻到重的诊查。为了探寻疾病的位置亦可用大拇指的指腹，或轻或重地按于各重要部位，进行仔细触诊。

四、腹诊的临床意义

（一）腹诊的脏腑定位

根据长期腹诊的临床经验，五脏的诊断部位是：心在剑突下、鸠尾穴区，脾在脐上方之上腹部，肝在脐左外方之侧腹部，肺在脐右外方之侧腹部，肾在下腹部，心包在心之上部。六腑的诊断部位是：胃是以中脘穴为中心而在脾之上部，胆是以日月穴为中心面在左右之季肋部，大肠在左天枢穴之下方左中腹，小肠在右天枢穴之下方右中腹，三焦是以石门穴为中心而在脐下部，膀胱是以中极穴为中心而在下腹部。

（二）腹部病征

（1）腹部左边板滞者，气滞于左；右边板滞者，气滞于右。

（2）剑突下胃脘硬满，或压之疼痛者，常见于胃病消化不良，伤寒大结胸证从心下至少腹硬满而痛不可近，小结胸证，正在心下（胃脘部）按之而痛。

（3）左季肋下有结节或条索样病块，常见于梅核气和神经衰弱等。

（4）右季肋下有结节或条索样病块，常见于高血压病、半身不遂等。

（5）季肋下硬满或上腹有条索样病块，常见于哮喘病。

（6）脐上部位见到腹白线增宽变粗，结块、索条状物等，常见于慢性腹泄，顽固性腹胀或脾胃疾病，如消化不良、胃下垂等。脐以下 1 寸阴交穴部位触及结块或条索状物者或指压疼痛明显者，大多见于妇女病，如功能性子宫出血、痛经、赤白带下等生殖系统疾病或泌尿系统疾病，病的性质多属于虚症，《厘正按摩要术》云："脐之上下任脉见者，胀大如著，为脾虚，此脉见于平人者则发病，见于病人者则难治。劳伤阴虚火动之证，有此证候，有郁气者，亦常有之，不为害。"腹部正中的腹白线的幅度增宽是虚证的表现。脐右下角1～2寸处，指压疼痛明显者，常见于腰腿疼、慢性阑尾炎、赤白带下、疝气等。

（7）小腹硬满常见于蓄血证或蓄水证，如《伤寒论》曰："少腹硬，小便不利者，为无血也；小便自利，其人如狂者，血证谛也！"以小便利与不利，如狂与否，分辨血证与水证。

（三）腹诊的实证和虚证

腹壁全部不软不硬，触之柔软者，是健康状态。腹部凹陷、空虚软弱无力为虚。腹部膨满、充实，按之有力或疼痛为实。喜按为虚，拒按为实。下腹部膨满而自觉膨满者，乃瘀血之证。腹部有振水音者多属虚证。

在临床实践中，医师在受术者腹部按摩阑门区、建里区，用右手中指或大拇指，逆时针旋转，用泄的手法时，受术者感到气往上行，或病人感到气短、咽干、头眩等不舒服时，多属虚证，要采用补法治疗。医师在受术者腹部阑门区、建里区，用右手中指或大拇指顺时针旋转，用补的手法时，受术者感到胸部痞闷、胀满等不舒服感觉时，多属实证，要采用泄法治疗。

第五节　背部诊断

背部是以脊椎为中心的整个人体的全息缩影，人体的五脏六腑均可在背部膀胱经上找到相应的对应区，如背上部对应肺和心脏、胰，背下部对应脾、胃、肝、胆，腰部对应肾、膀胱、大肠和小肠。背部健康与否往往直接反映着脏腑是否正常运转。

一、肺区

毛孔粗大、色素沉着、皮下有结节提示：与肺功能减弱，易引发鼻咽问题，如鼻炎、咽炎、喉咙干痒、易上火、长痘、胸闷、气短等有关。

二、心区

毛孔粗大、色素沉着、皮下有结节提示：与心火旺、有心事、浅睡、多梦、心悸、心慌、手脚冰冷等有关。

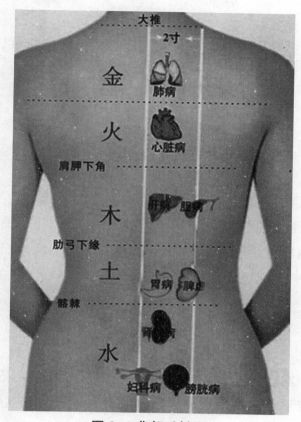

图 3-1 背部反射区

三、肝区

明显凸起、皮下有结节提示：与肝火旺，心情抑郁或脾气暴躁、面黄、口苦、目赤干涩，解毒功能弱，易引发酒精肝、脂肪肝、胆结石、两肋满胀、后背发沉、小叶增生、乳腺增生、手脚冰凉等有关。

四、胰区

色素沉着、皮下有结节提示：与胰虚，胰腺功能减退，胰腺炎、糖尿病等有关。

五、脾区

推膀胱经时，更容易判诊皮下有结节提示：与肤色暗黄、皱纹明显、胃口不好、胃火或胃寒、口臭、胃胀胃疼、打嗝反酸、肌肉松弛、易瘀青、月经不调等有关。

六、肾区

发黑、色素沉着、肾虚纹、腰眼深、皮下有结节提示：与肾气不足，易脱发、记忆力减退、睡眠质量不高、夜尿频繁、易受惊吓、黑眼圈、眼袋明显、耳鸣，易水肿，怕冷，手脚冷，内分泌失调，月经不调，妇科疾病，性冷淡，夫妻生活不和谐，不孕不育，腰酸背痛，下肢循环不好等有关。

七、妇科

八髎穴突出、发青、发黑、长痘、皮下有结节提示：与内分泌失调、宫寒、月经不调、崩漏带下、赤白带下、子宫内膜炎、附件炎、盆腔炎等妇科及下肢循环不好等有关。

第四章　脏腑经络按摩概述

按摩又称推拿，古称"按跷""案杌"等，是人类最古老而又年轻的一门医术和保健养生方法，在我国历史悠久、源远流长。特别在随着人们的物质生活、精神生活不断提高，保健养生意识日益增强的今天，按摩已成为人们身体健康保驾护航的忠实卫士。

按摩是施术者以手和肢体其他部位，在受术者体表或穴位施以一定力量，有规律、有目的的各种手法操作活动的总称。

脏腑经络按摩的手法要求是柔和、均匀、持久、有力，从而达到渗透的目的。

第一节　脏腑经络按摩的作用及原理

中医学认为，构成人体的各组成部分之间，在结构上是不可分割的，在生理上是相互协调的，在病理上是相互影响的。人体这种在组织结构、生理功能和病理变化上统一完整的有机联系，都是通过经络的联系作用来实现的。经络内属脏腑，外络肢节，沟通内外，贯穿上下，在全身有规律地循行分布、交汇，从而将人体的五脏六腑、四肢百骸、五官九窍、皮肉筋骨等组织器官联络成一个有机的整体。同时，借经气的作用，以疏通经络，运行气血，平衡阴阳和调节脏腑气血，使人体各脏腑组织之间以及人体与外界环境之间保持协调、统一的动态平衡，从而使人体维持正常的生命活动。在致病因素的作用下，如果机体的这种动态平衡遭到破坏，而机体又不能通过自身的调节能力立即恢复时，就会出现脏腑气血功能紊乱、阴阳偏盛偏衰等病理状态。此时，通过按摩手法所产生的外力，作用于人体体表的特定部位、经络或穴位上，引导、激发经络中的经气，发挥其潜在的调节作用，改变或调节机体的生理、病理状况，从而达到治疗疾病的目的。也就是说，通过按摩手法所产生的力学效应，可使局部及相关的组织产生被动的伸延、变形、滑动、对位等，以起到纠正解剖位置失常的作用；通过按摩手法对穴位、经筋、皮部的不同刺激，可激发和调动经络系统、神经系统及五脏六腑的潜能，以达到平衡阴阳、疏通经络、调理脏腑的目的。

一、疏通经络

经络是人体气血运行的通路，其内属脏腑、外连肢节、通达表里、贯穿上下，像网络一样分布全身，将人体各部位联系成一个统一、协调而稳定的有机整体。人体就是依赖经络来运行气血的，发挥着营内卫外的作用，使脏腑之间及其与四肢百骸之间保持着动态平衡，并使机体与外界环境协调、一致。当经络的生理功能发生障碍，就会导致气血失调，百病由此而生。按摩具有疏通经络的作用。当手法作用于体表的经络和穴位时，就能引起经络反应，产生"得气感"，并通过经络途径激发和调动其所连属的脏腑、组织器官的功能活动，直接或间接调整了机体的生理、病理状况，从而取得良好的治疗效果，使百脉疏通、五脏安和。所谓"经脉所至，主治所及"，讲的就是这个道理。

二、调和气血

气血是构成人体的基本物质，是脏腑、经络、组织器官进行生理活动的基础，也是人体生命活动的物质基础。人体一切疾病的发生和发展无不与气血有关。气血调和则能使阳气温煦、阴精滋养；若气血失和，则皮肉筋骨、五脏六腑将失去濡养，以致组织、脏器的功能活动发生异常，而产生一系列的病理变化。按摩具有调和气血，促进气血运行的作用，可概括为益气养血和行气活血两个方面。

（一）益气养血

气血是人体生命活动的重要物质基础。气的来源有三个方面，即肾中精气、水谷之精气和自然界吸入的清气。人体气的生成与先天之精是否充足，饮食营养是否丰富，肾、脾、肺三脏功能如何，有着密切的关系，而血则是由脾胃运化的水谷精气所化生。气血运行于脉中，在心、肝、脾等气机的作用下流注全身，润养全身脏腑肢体。由此可见，气血的生成需要水谷精微的充分供给，而这又有赖于胃的受纳、腐熟水谷功能及脾的运化功能。脾胃乃后天之本，气血生化之源。因此，脾之健运、胃之受纳是人体气血生成充足的基本保证。按摩的益气养血作用主要是通过手法施术于所选择的部位、经络或穴位上，通过健运脾胃，促进气血的生成。同时又通过疏通经络，增强气生血、行血、摄血的功能，使人体气血充盈且调畅，达到益气养血的目的。因此，《灵枢·平人绝谷》曰："血脉和利，精神乃居。"

（二）行气活血

气血的正常运行与经脉及心、肝、肺等脏器的功能甚为密切。按摩手法作用于体表，直接刺激经穴，一方面通过激发经气，调整局部气血运行；另一方面通过增强与经络相连属的脏腑功能，尤其是心、肺功能，推动全身的气血运行，从而发挥其行气活血的作用。因此，《素问·调经论》曰："血气不和，百病乃变化而生。"若气血运行不畅，可进一步引起多种病理变化。如气虚鼓动无力或气滞运行不畅，可进一步导致血瘀，瘀血闭阻经络，则会引起疼痛。按摩手法通过行气活血，可起到祛瘀止痛的作用，如按法、擦法、点法等。故《素问·举痛论》说："寒气客于背，按之则热气至，热气至则痛止矣。"由此可见，按摩手法所产生的热效应，是其行气活血作用的基础。

三、调理脏腑

经络有行气血、营阴阳、濡筋骨、利关节的生理功能，且内属于脏腑，外络于肢节，沟通表里，联络全身。人体的五脏六腑、四肢百骸、五官九窍、皮肉筋骨等，只有通过气血的濡养与经络的联络作用，才能充分发挥其各自的生理功能。而脏腑则是化生气血、通调经络，主持人体生命活动的主要器官，当人体因某种因素使脏腑的生理功能遭到破坏时，在人体体表的相应部位就会出现压痛、过敏、肿胀、硬结等阳性反应物。如脏腑患病时，常可在背、胸腹部相对应的背俞穴、募穴处或四肢部的合穴、郄穴等处出现压痛，临床上常采用刺激这些穴位，通过经络的传导作用来达到调节相应的脏腑的功能。因此，《灵枢·背腧》曰："则欲得而验之。按其处，应在中而痛解。"这说明内脏有病，按压体表相应部位的反应点后，疼痛就会缓解。

按摩调整脏腑的作用是借助于经络与脏腑间的联系，通过手法刺激体表来实现的。其实现的途径有四条：

一是运用各种手法，在人体体表脏腑所属的经络线上推穴道、走经络，通过经络系统的调节作用，达到调整相应脏腑的功能，如受寒所致的胃痛，可在胃经的足三里穴上行拨揉手法，就可达到缓解胃痛的目的。

二是在脏腑所在部位的体表操作，通过手法的局部作用，对施术部位的脏腑病症起到直接的治疗作用，如便秘时，在腹部行顺时针的摩腹、揉腹，按揉天枢等，就可达到治疗此病的目的。

三是在受病脏腑相对应的腹募穴和背俞穴上施以手法，能起到对其间接按摩的作用，通过经络的传导作用，调整相应脏腑的功能，如点按脾俞和胃俞，能缓解胃肠痉挛，止腹痛；按揉肝俞，可改善肝的疏泄功能，以促进气机的调畅。

四是通过对特定穴的作用，综合调整内在脏腑的功能，如按揉合谷穴，可治疗牙痛、面瘫；推按三阴交，不仅可治疗足三阴的病证，还可用于治疗妇科的月经不调。临床实践还表明，按摩对脏腑的不同状态，有着双向调整作用，如运用较强的掐法或轻柔的按揉刺激内关穴时，可通过心包经的传导作用，影响心脏的功能，以治疗心动过缓或心动过速。这是按摩整体性调治作用的体现。

四、平衡阴阳

阴阳学说认为，人体是由既对立又统一的阴和阳构成的。阴阳相对平衡是人体维持正常生命活动的基本条件。当阴阳双方处于相对动态平衡状态时，人体的生命活动便处于阴平阳秘的健康状态。如因六淫、七情或跌仆损伤等因素的作用，使阴阳的相对平衡状态遭到破坏时，就会导致一系列阴阳失调的病理变化，如阳盛则热、阴盛则寒；阴盛则阳病、阳盛则阴病；阳虚生外寒、阴虚生内热。临床可表现为阴、阳、表、里、寒、热、虚、实等不同层次、不同性质的病证。因此，《素问·阴阳应象大论》曰："阴阳者，天地之道也，万物之纲纪，变化之父母，生杀之本始，神明之府也。"人体内部的一切矛盾和变化均可用阴阳来概括，如脏腑、经络有阴阳，气血、营卫、表里、升降都分属阴阳。而六淫七情、饮食劳倦等各种致病因素作用于人体，正是由于机体内部的阴阳失调，才使机体出现脏腑、经络功能失常以及气血不和、营卫失调的病理变化。故阴阳失调是疾病的内在根据，它贯穿于一切疾病发生、发展的始终。正如《景医全书·传忠录》所云："医道虽繁，而可以一言蔽之者，曰阴阳而已。"按摩治疗疾病从调整阴阳出发，遵循《黄帝内经》主张的"谨察阴阳之所在而调之，以平为期"的原则，本着"有余者泻之，不足者补之"的法则。通过手法或轻、或重、或缓、或急、或刚、或柔等不同的刺激，所产生的外力作用于人体特定的部位、经络或穴位上，使虚者补之、实者泻之、热者寒之、寒者热之、壅滞者通之、结聚者散之、邪在皮毛者汗而发之，病在半表半里者和而解之，以改变人体内部阴阳失调的病理状态，从而达到恢复阴阳相对平衡的目的。如应用轻柔、缓和的一指禅推法、揉法与摩法，刺激特定的募穴、腧穴，能补益相应脏腑的虚证；运用力量较强的摩擦类或挤压类手法，能起到祛邪泻实的作用，从上往下推督脉，则能达到清泻实热的目的。

五、理筋整复，滑利关节

肝在体合筋，其华在爪。筋是指肌腱和韧带。筋性坚韧、刚劲，对骨节、肌肉等运动器官有约束和保护的作用，有连接骨节和协助运动的作用。筋附于骨而聚于关节，筋连接骨节、肌肉，不仅加强了关节的稳固性，而且还有保护和辅助肌肉活动的作用，并维持着肢体关节的屈伸转侧，使其运动自如，否则相反。因此，肢体关节的运动，除肌肉舒缩外，筋在肌肉、骨节之间的协同作用也是非常重要的，甚至造成关节损失，如腰椎间盘突出等。故曰："宗筋主束骨而利机关也"（《素问·痿论》）。筋的正常须赖于肝血的濡养，肝血充足则筋得养而力劲强，关节屈伸有力而灵活，肝血虚衰则筋力疲惫，屈伸困难、动作迟钝、运动失灵。肝血不足，血不养筋，则可出现肢体麻木、屈伸不利、筋脉拘急、手足震颤等症状；若热邪炽盛，燔灼肝之阴血，则可发生四肢抽搐、手足震颤、牙关紧闭、角弓反张等肝风内动之证。

筋附于骨，骨与筋连，两者共同维系人体的运动功能。由于直接或间接的暴力损伤、长期过度用力等，肌肉附着点和筋膜、韧带、关节囊等受损害的软组织，因疼痛而紧张、收缩，乃至痉挛。如若不及时处理，损伤组织就会形成不同程度的粘连、纤维化或疤痕化，加重疼痛，形成筋结、筋挛等病症，如肩周围组织炎等。按摩则是解除肌肉紧张、痉挛的有效方法。通过在受损组织的局部和周围按摩，促进了局部气血的运行，使其紧张或挛缩的筋脉得以松解。同时，运用牵引、拔伸、摇扳等手法，使关节脱位者整复、软组织撕裂者对位、骨缝错开者合拢，从而消除肌肉筋挛和局部疼痛的病理状态，达到消肿止痛、理筋整复的目的。筋脉又连属于关节，亦需气血的温煦濡养。筋伤必累及气血，致脉络受损，气滞血瘀，为肿为痛，可导致关节肿痛、屈伸不利、肢体的活动受限，重者可使关节丧失运动功能。通过在关节部位及其周围进行按摩操作，可加速局部的气血运行，改善局部的营养，促进津液的生成，增强津液对关节的润滑作用。同时，配合局部的弹拨和拔伸、摇法、扳法等关节运动类的手法，可起到松解粘连、滑利关节的作用，从而使关节的运动功能趋于正常。故《灵枢·本脏》指出："是故血和则经脉流利，营复阴阳，筋复劲强，关节清利矣。"

六、预防保健

保健古称"养生""摄生"，如《素问·灵兰秘典论》说："主明则下安，以此养生则寿。"而中医学历来重视养生、"治未病"，《素问·四气调神大论》中记载："圣人不治已病治未病。"而疾病的发生与人体正气的强弱有很大关系。《内经》云："正气存内，邪不可干"，"邪之所凑，其气必虚"。说明疾病之所以发生和发展，就是因为机体的抗病能力处于相对劣势，邪气乘虚而入造成的。临床实践证明，按摩能增强人体正气，提高抗病能力，起到预防保健的作用。当进行全身按摩时，人体经络系统的阴经和阳经均受到良性刺激，使机体内的阴阳处于相对平衡状态，阴平阳秘，则身体健康。同时，由于经络的联系，使脏腑的功能强健，气血旺盛，正气充实，则抗病能力大大增强。当进行局部按摩时，人体相应部位的经络、穴位受到刺激，使与之相联系的脏腑器官的功能得到改善，这时人体就处于最佳的机能状态。另外，根据生物全息理论，在某些特定的局部进行按摩时，可调整全身脏腑、器官的功能状态，起到较好的预防保健效果，如反射区按摩、淋巴引流按摩、精油按摩等。当在某些特定穴位按摩时，就会使一些脏腑器官的功能增强，从而预防相关的疾病，如经常按揉迎香、合谷，可预防感冒；按揉风市、足三里，可预防中风；做眼部保健操可预防近视；按揉肾俞、关元、气海等，可健体防病、美容塑身、延年益寿等。

第二节　脏腑经络按摩的治疗原则及治法

　　按摩的治疗原则是按摩治疗疾病的总的法则，是在整体观念和辨证论治的基本精神指导下制定的，对临床治疗的立法、处方、用药具有普遍的指导意义。治疗原则与治法不同，任何具体的治疗方法，总是从属于一定的治疗原则的。例如，各种病症从邪正关系来讲，离不开邪正相争和消长盛衰的变化。因此，扶正祛邪即为治疗原则，而在此原则指导下，采用的补气、补血、补肾、壮阳、健脾等方法，则是扶正的具体治法，而祛风、发汗、涌吐、通下等方法，则是祛邪的具体治法。由于疾病的证候表现多种多样，病理变化极为复杂，因此只有善于从复杂多变的疾病现象中抓住本质，治病求本，采取相应的措施，针对疾病的轻重缓急以及患病个体、时间和地点不同，治有先后，因人、因时、因地制宜，才能取得满意的治疗效果。

一、调整阴阳

　　疾病的发生从根本上说是阴阳的相对平衡遭到破坏，即阴阳的偏盛偏衰代替了正常的阴阳消长，所以调整阴阳是临床治疗的基本原则之一。

　　阴阳偏盛即阴或阳邪的过盛有余，阳盛则阴病，阴盛则阳病，治疗时应采用损其有余的方法。

　　阴阳偏衰即正气中阴或阳的虚损不足，或为阴虚，或为阳虚。阴虚则不能制阳，常表现为阴虚阳亢的虚热证；阳虚则不能制阴，多表现为阳虚阴盛的虚寒证。阴虚而致阳亢者，应滋阴以制阳；阳虚而致阴寒者，应温阳以制阴。若阴阳两虚，则应阴阳双补。由于阴阳是相互依存的，故在治疗阴阳偏衰的病症时，还应注意阴中求阳、阳中求阴，也就是在补阴时，应佐以温阳，温阳时，适当配以滋阴，从而使阳得阴助而生化无穷，阴得阳升而泉源不竭。

　　阴阳是辨证的总纲，疾病的各种病机变化也均可用阴阳失调加以概括。表里出入、上下升降、寒热进退、邪正虚实以及营卫不和、气血不和等，无不属于阴阳的具体表现。因此，从广义来讲，解表攻里、越上引下、升清降浊、寒热温清、虚实补泻，以及调和营卫、调理气血等治疗方法，皆属于调整阴阳的范围。

二、治病求本

治病求本就是寻找出疾病的根本原因，抓住疾病的本质进行治疗。这是辨证论治中的一个根本原则。标和本是一个相对的概念，用以说明病变过程中各种矛盾的主次关系。从正邪双方来说，正气为本，邪气为标；从病因与症状来说，病因为本，症状为标；从疾病先后来说，旧病、原发病为本，新病、继发病为标。

任何疾病的发生、发展总是通过若干症状显示出来的，但这些症状只是疾病的现象，并不能反映疾病的本质，有的甚至是假象。只有充分了解疾病的各个方面，包括症状在内的全部情况，在中医基础理论的指导下，再经综合分析，才能透过现象看到本质，找到疾病的根本原因，从而确定相应的治法。如腰腿痛可由腰肌劳损、腰椎间盘突出、腰椎小关节错位等原因引起，故在治疗时，就不能简单地采取对症止痛的方法，而应通过全面的综合分析，找到引起腰腿痛的真正原因，然后对因对症治疗，才能取得良好的疗效。这就是治病必求于本的意义所在。

一般情况下，治本是一个根本治疗原则，但在复杂多变的病证中，常有标本主次的不同，因而在治疗上就有先后缓急的不同。在某些情况下，标病甚急，如不及时解决，可危及受术者生命或影响疾病的治疗，故应采取急则治其标、缓则治其本的原则，先治标病，再治本病，若标本并重，则应标本兼顾，标本同治。

三、扶正祛邪

扶正祛邪是指导临床治疗的一项基本原则。任何疾病发展的过程在一定意义上可以说是正邪相争的过程，邪胜于正则病进，正胜于邪则病退。因此，治疗疾病就是扶助正气、祛除邪气，改变邪正双方的力量对比，使之向有利于健康的方向转化。虚则补之、实则泻之，补虚泻实是扶正祛邪这一治疗原则的具体应用。扶正即是补法，祛邪即是泻法。扶正可使正气加强，有助于抗御和驱邪外出；祛邪则可祛除病邪，使邪去正安，有利于保存正气和正气的恢复。

在临床具体应用过程中，要认真、细致地观察和分析正邪双方相互消长盛衰的情况，根据正邪在矛盾斗争中所占的地位，决定扶正与祛邪的主次先后，或以扶正为主，或以祛邪为主；或是先扶正后祛邪，或是先祛邪后扶正。在扶正祛邪同时并用时，应以扶正而不留邪，祛邪而不伤正。一般而言，小儿、老人或大病后，多正气不足，故攻邪时不忘扶正，适达病所即止；青壮年多病邪为患，即使略有正气不足之象，邪去正自安，可不必再去扶正，即可自然恢复。

四、因人、因时、因地制宜

　　因人、因时、因地制宜是指治疗疾病时，要根据不同时间、不同地理环境、不同对象制定相应的治疗方法。

（一）因人制宜

　　由于按摩手法的疗效受人体诸多因素的影响，包括受术者的年龄、性别、体质、生活习惯、职业特点等，因此，手法的选择及临床具体运用有所不同。若受术者体质强，操作部位在腰臀四肢时，手法刺激量可大；若受术者体质弱，操作部位在头面胸腹，或受术者是老人、小儿时，手法刺激量宜小。

（二）因时制宜

　　这是指手法操作时，要考虑到时间和季节的因素，如夏季皮肤多汗黏腻，因为直接在体表进行手法操作，易使皮肤破损，所以治疗时可在受术者表皮涂一些保护性介质，且手法力度较轻柔，并注意少用摩擦类手法。

（三）因地制宜

　　就是手法的施术应根据地理环境的不同而灵活地选择应用，如在室外或室内温度较低时，按摩应尽量避免裸露；又如中国北方寒冷，北方人体格多壮硕，肌肤腠理致密结实，施术时手法宜重，刺激量宜大，才能有效；而南方多热多湿，南方人体型多瘦小，肌肤腠理相对疏松些，故按摩治疗时，手法宜轻柔。

第三节 脏腑经络按摩手法的补泻

补虚泻实是中医按摩治疗的基本法则。按摩手法的补泻是通过医者手法作用力的大小、速度的快慢以及方向的不同等给机体一定的刺激，激发机体整体与局部的调控功能，从而达到扶正祛邪的目的。即对于本身虚损的人用滋补的方法补益他，对于外邪亢盛而致病者，用泻实的方法调治。当然，具体的补泻还应视机体正气与邪气的盛衰而定。按摩是中医外治法之一，其补泻作用是通过手法来实现的，手法补泻虽无直接补泻物质进入体内，但它对促进机体的功能确实有很大作用。手法补泻主要有以下几方面。

一、轻重补泻

就一般规律而言，轻手法为补，重手法为泻。即作用时间短的重刺激，可抑制脏器的生理功能，可谓之"泻"，而作用时间较长的轻刺激，可活跃、兴奋脏器的生理功能，可谓之"补"。

手法的轻重在补泻中有其特殊的作用，如某些晕厥、惊风等急救时，常在人中、涌泉、合谷等穴施行掐法操作，其手法要求用力深沉而重，给予足够的刺激，才能达到开窍醒神、镇静之目的；而某些慢性病，如脾胃虚弱等，在脾俞、胃俞、中脘、气海等穴用轻柔的、作用时间较长的一指禅推法或揉法，可取得良好的效果。

在临床运用时，除遵守一般的轻重补泻规律外，更要因人、因病、因证而灵活施法。重手法刺激量大，从量变到质变所需时间短，机体对此反应快，故治疗效果显著，但重手法易耗气伤精，损及筋脉；轻手法刺激量轻，从量变到质变所需要时间长，相对来说机体对此做出反应所需时间也长，因而治疗效果亦慢。然而，对正虚邪实的受术者，选用轻而逆经的手法，可避免重手法的弊端，同样起到泻实的作用；对于需要急补的受术者，选用重而顺经的手法操作，同样可起到补虚的作用。

二、方向补泻

手法方向与补泻的关系，历代文献有较多记载，如《幼科推拿秘书》云："自龟尾推上七节骨为补，自七节骨擦下龟尾为泻；运脾土，曲指左旋为补，直推为泻。"虽然文献大部分记载用于小儿推拿，但在临床也常用于成人。临床实践证明，推上七节骨有明显的止泻作用，推下七节骨有通便作用，即向上推为补，向下推为泻；又如摩腹，手法操作方向和在治疗部位移动方向均为顺时针方向，则有明显的泻下通便作用，若手法操作方向和在治疗部位移动方向均为逆时针，则有健脾和胃、固肠止泻的作用，即逆摩为补、顺摩为泻；又如在治疗小儿脱肛时，气虚而致的脱肛在大肠穴由指尖推向虎口，有明显的补气升提的作用，反之，从虎口推向指尖则有清理肠腑积热之效，即向心为补，离心为泻，由外向里为补，由里向外为泻。

从经络的循行方向来说，顺经络循行方向操作的手法为补，逆经络循行方向操作的手法为泻，即所谓"顺经为补，逆经为泻"。

但是，按摩的方向补泻也有其独特之处，如《幼科铁镜》云："于指正面旋推为补，直推指甲为泻。"这里的旋推无左右之分，直推则指从指端罗纹面由指尖推向指根。清天河水是一种泻的手法，其操作是由腕推向肘，即由外推向里，向心方向推等，虽然这些补泻的方法和一般的方向补泻规律不同，但是在临床上作为一种特殊的补泻仍在应用。

三、频率补泻

一般来讲，缓摩为补，急摩为泻。在按摩补泻中，一定的速度是施术部位得气、产生热量、发生传递并维持其效果的基本条件，也是手法作用于机体，产生机体反应，以达到调整阴阳、补虚泻实的基本条件。手法徐缓，频率低，幅度小，则刺激量小，适合于病程长、病情缓、体质差的受术者，有疏通气血、扶正补虚的作用；手法疾快，频率高，幅度大，适合于病势急迫、病情重、体质强壮的受术者，有开窍醒脑、消肿止痛等作用。例如：频率高的一指禅推法，即缠法，常用于治疗痈、肿、疮、疖，有活血消肿、托脓排毒之效，即有"泻"的作用；一般频率的一指禅推法，常用于治疗脏腑虚损类疾病，则

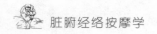

有"补"的作用。

四、时间补泻

手法持续操作时间的长短，也是影响手法补泻效应的重要因素。一般经验是重而操作时间较短的手法为泻，轻而操作时间较长的手法则为补。作用时间短仅刺激的是浅层触觉，有兴奋之效，即有补的作用；作用时间长，刺激的是深层压觉，有抑制之效，即有泻的作用。如按法刺激量虽不太重，但其能刺激到深层组织，使效应器发生抑制作用，就具有泻的作用，而拍打刺激接触面较大，会使浅层触觉有兴奋之功效，故具有补的作用。

当然在临床治疗时，不能单纯的以手法的轻重、快慢、方向、时间等作为补泻的因素，而是需要综合运用，结合个体的差异、病变部位和所选穴位的位置以及病情的轻重、缓急等仔细辨证，在临床上灵活应用。

第四节 脏腑经络按摩的介质

一、介质

在按摩过程中，有时需要在受术部位涂抹一些液体状或膏状的润滑剂或药物制剂，以配合手法治疗，增强疗效。这种涂抹在治疗局部并配合手法操作的制剂称为按摩介质。按摩介质的运用源于"膏摩"，早在《圣济总录·卷四》中就记载有："若疗伤寒以白膏摩体，手当千遍，药力乃行，则摩之用药，又不可不知也。"后经不断发展，出现了名目繁多的膏摩方，广泛地用于预防与治疗病中。按摩介质不仅充分利用了药物的保健与治疗作用，而且能增强润滑作用，保护皮肤，提高疗效。现将按摩常用介质分述如下。

（一）常用介质的分类及作用

1. 粉剂

滑石粉：四季均可应用，夏季多用，有润滑、敛汗爽肤的作用，适用于各种病症，是临床上最常用的一种介质。在治疗局部涂以滑石粉，可保护受术者与术者皮肤，便于手法操作。

2. 油剂

（1）石蜡油：即医用石蜡油，有滑润皮肤和去除表皮衰老细胞的作用。

（2）麻油：行擦法时涂上少许麻油，有增强手法的透热作用，小儿久病成虚加用麻油配合手法，则有加强补益之作用。

（3）按摩乳：四季均可应用，使用擦法和按揉法时用此介质，能增强活血化瘀、通经活络之功。

（4）冬青膏：将冬青油（水杨酸甲酯）与医用凡士林混合成为冬青膏，春秋冬季多用，有加强手法透热和润滑作用，若加入少量麝香，更能增强活血化瘀、搜风通络的功效。

3. 水剂

（1）葱姜水：用葱白和生姜捣碎取汁或将葱姜用酒精浸泡而成，能加强温热发散作用。

（2）薄荷水：取少量薄荷叶，用水浸泡后，滤汁去渣，即可应用，多用于夏季，有润滑皮肤、清热解表、消暑退热、清利头目之功效。一般用于小儿外感风热或暑热导致的发热、咳嗽。

（3）姜汁：将新鲜生姜洗净切片，捣烂取汁后，加少许清水即成，多用于冬春季。有润滑皮肤、散寒解表、温中止痛、健脾暖胃、固肠止泻的作用，一般多用于小儿外感风寒所致的发热、咳嗽、腹痛、腹泻等。

（4）水：即清水，有增强清凉、退热作用，并能防止手法操作时损伤皮肤。小儿做推法时常蘸水后操作，如退六腑，就能够治疗小儿发热。

4. 酒类

（1）酒精：有退热作用。

（2）药酒：如风湿活络酒、虎骨木瓜酒、五加皮酒、独活寄生酒等，均有行气活血、通经活络、祛风除湿之效，可视具体病情选择应用，适用于各种急慢性软组织损伤。

5. 其他类

如红花油、松节油、骨刺消痛液、活络油等，都属于常用的介质。

（二）介质的选择

临床上常根据具体情况，如病情、年龄、季节等来选用介质。

1. 病情

根据各种介质的作用，视具体病情选择应用，如小儿肌性斜颈多用滑石粉，小儿发热多用酒精、清水等。

2. 年龄

一般小儿常用的介质有粉剂、水剂、酒精等，成年人任何介质均可使用，老年人常用介质以油剂和酒剂为主。

3. 季节

春夏季节主要以水剂、粉剂、酒剂为多，秋冬季节主要以油剂和药酒类为主。

脏腑经络按摩常用介质以纯天然植物精油为主。

精油按摩是施术者应用不同配方的芳香精油和按摩手法两个方面同时作用于人体，可迅速使人消除紧张、解除疲劳、恢复精力，同时可促进血液和淋巴液循环，加速新陈代谢，提高机体的免疫力，从而在调理脏腑、疏通经络、防病治病方面达到事半功倍的效果。

在使用中，可根据受术者或病人的喜爱和身体状况选用。愉悦心情、舒缓减压、胸部保养、肾保养、卵巢保养、消炎祛痘、舒肝解郁、疏通经络、滋阴降糖、温肾壮阳、培元固本、前列腺护理、提高免疫、温宫止痛、绅仕专用、女士魅力、七轮气卦按摩、更年期专用等精油，效果倍加。

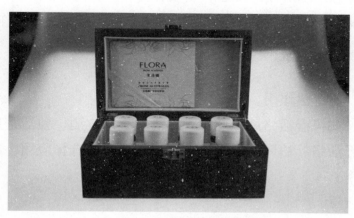

图 4-1　七轮气卦按摩精油

第五章　脏腑经络按摩常用手法

第一节　脏腑按摩常用基本手法

一、推法

用指或掌着力于机体的一定部位，做单方向的直线移动，称为"推法"，又称为"平推法"。

【分类与操作方法】

1. 拇指推法

用拇指指腹着力于操作部位，沿经络循行路线或肌纤维平行方向推进，其余四指分开助力（见图 5-1）。拇指推法动作灵巧，接触面小，多用于头面、手足以及关节周围等。可进行单拇指直推或双拇指分推、合推、交替推。

2. 多指推法

用食、中、无名和小指并拢进行推动的一种方法。若多指分开推动，又有"梳推法"之称，多用于头部。

3. 掌推法

用手掌着力向一定方向推进，可根据被施术部位与受力大小的不同，改为

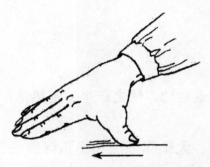

图 5-1　拇指推法

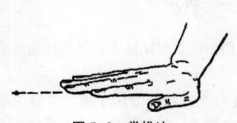

图 5-2　掌推法

掌根推或鱼际推。掌推法接触面积大，刺激缓和，主要用于胸腹、四肢以及背部等（见图 5-2）；掌根推法接触面积偏小，刺激较强，主要用于腰骶部和大腿后侧；鱼际推法主要适用于面积小、耐受性差、肌肉薄的部位。

【动作要领】着力部位要紧贴于体表，推动时压力要平稳着实，速度宜缓慢均匀，推行要流畅。

【作用】常用于消积导滞、通经理筋、活血消肿。

［附］抹法

用拇指罗纹面或手掌在体表做上下、左右或弧形曲线轻缓运动，称为"抹法"。

【分类与操作方法】可分为指抹法（见图 5-3）和掌抹法。抹法的动作与推法相似，但推法是单向移动，而抹法则根据不同治疗部位可做单向或任意往返移动。此外，抹法的着力要轻缓、灵活，常用于头面、胸腹、手足等部位。

【作用】常用于开窍镇静、醒脑明目。

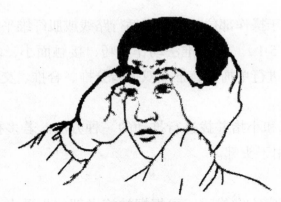

图 5-3　指抹法

二、擦法

用指或掌紧贴体表，做较快速的直线往返运动，使之产生一定热量，称为擦法。

【分类与操作方法】擦法常分为掌擦法、大鱼际擦法和小鱼际擦法三种。腕关节伸直，使前臂与手掌相平，用手掌小鱼际或大鱼际或全掌紧贴于一定部位上，稍用力下压，做均匀的上下或左右往返摩擦移动。其中用全掌着力摩擦的，称为"掌擦法"（见图5-4）；用大鱼际着力摩擦的，称为"大鱼际擦法"或"鱼际擦法"（见图5-5）；用小鱼际着力摩擦的，称为"小鱼际擦法"或"侧擦法"（见图5-6）。三种擦法由于接触面的大小不同，其所产生的热量也各不相同。侧擦法的接触面最小，故产生的热量最高；掌擦法的接触面最大，故所产生的热量较低；鱼际擦法所产生的热量则介于掌擦法与侧擦法之间。

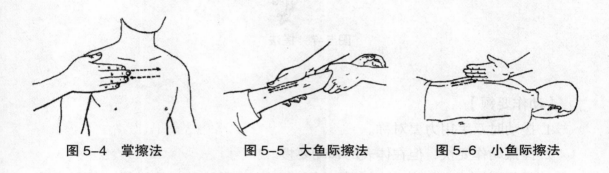

图5-4　掌擦法　　　　图5-5　大鱼际擦法　　　　图5-6　小鱼际擦法

【动作要领】

1. 擦法操作时动作要稳，不论是上下摩擦，还是左右摩擦，均必须直线往返移动，不可歪斜。

2. 摩擦时往返距离要拉长，而且动作要连续不断，不能有间歇、停顿。

3. 压力要均匀适中，掌下用力不可太大，以摩擦时不使皮肤起皱褶为宜。

4. 肩部放松，肘关节自然下垂并内收，做到发力于臂、蓄劲于腕，使动作平稳而有节奏性。

【作用】常用于祛风散寒、温阳益气、调和营卫、消瘀止痛。

三、搓法

用双手掌面夹住肢体或以单手、双手掌面着力于施术部位，做交替或往返搓动，称为"搓法"。

【操作方法】用双手掌面夹住肢体一定部位，然后两手相对用力，做相反方向的快速搓揉，并循序上下往返移动（见图5-7），此为夹搓法，主要用于四肢与胁肋部。搓法适用于背腰部及下肢后侧。

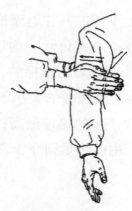

图 5-7　搓法

【动作要领】

1.搓动时双手用力要对称。

2.搓揉动作要快，但在体表的移动要慢。

3.操作时不宜将肢体过于夹紧，同时腕关节要放松，使搓揉动作灵活而连贯。

【作用】调和气血、疏松脉络、缓解强刺激手法引起的不良反应。

四、摩法

用指或掌在体表做环形摩擦移动，称为摩法（见图 5-8）。

【分类与操作方法】

1.指摩法

手指并拢，指掌部自然伸直，腕部微屈，用食、中、无名、小指指面附着于一定部位，随同腕关节做环旋移动。此法多用于头面、手足等部位。

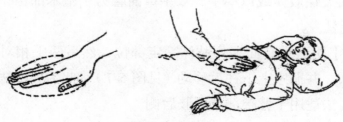

图 5-8　摩法

2. 掌摩法

手掌自然伸直，腕关节微背伸，将手掌平放于体表的一定部位上，以掌心、掌根部着力，随着腕关节连同前臂做环旋移动。本法多用于胸腹部。

【动作要领】

1. 医者肩、臂、腕均应放松，肘关节微屈，指掌自然伸直，以前臂连同腕、手做环旋抚摩动作。

2. 摩法一般以顺时针方向摩动为主。

3. 动作轻柔、压力均匀。对此，《石室秘录》云："摩法不宜急，不宜缓，不宜轻，不宜重，以中和之义施之。"

【作用】常用于理气和中、消积导滞、行气和血、散瘀消肿。

五、揉法

用指、掌或前臂吸定于一定部位，做轻柔、缓和的环旋运动，称为"揉法"。

【分类与操作方法】

1. 指揉法

（1）拇指揉法：用拇指指腹着力进行揉动，主要用于某一点、某一线，或面积较小的部位，其"得气感"较强，应用范围较广。

（2）中指揉法：中指伸直，食指搭于中指背侧，用中指罗纹面揉动。

（3）多指揉法：食、中、无名指或同小指并拢，用其罗纹面着力环旋揉动，可单手操作，亦可双手同时或交替进行。

2. 掌揉法

（1）全掌揉法：用全掌着力吸附于体表做大面积的回旋揉动，可单掌、叠掌、对掌揉动，多用于胸腹部、腰背部等。

（2）掌根揉法：用掌根部分着力进行回旋揉动（见图5-9），多以两手重叠加重手法刺激量，此法常用于肩背部、腰臀部。

（3）鱼际揉法：以大鱼际着力的称为"大鱼际揉法"（见图5-10）；以小鱼际着力的称为"小鱼际揉法"。本法主要用于肌肉薄、面积小的部位。

3. 前臂揉法

肘关节屈曲，用前臂适宜部位着力进行揉动，主要用于肌肉厚、面积大的

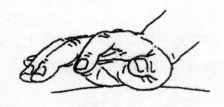

图 5-9 掌根揉法图

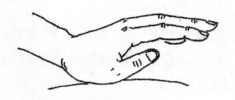

图 5-10 大鱼际揉法

部位。若以鹰嘴部着力为主称为"肘揉法"，主要用于腰臀及大腿后侧。

【动作要领】

1.操作时腕部放松，以肘部为支点，前臂做主动回旋运动，带动腕部做轻柔、缓和的揉动。

2.压力要轻柔，动作要灵活，操作时既不能有体表摩擦，又不能向掌下用太大的压力，以带动起皮下组织为宜。

3.动作要有节律性，揉动方向以顺时针为主。

【作用】常用于舒筋活络、活血化瘀、宽胸理气、消积导滞、缓解痉挛、软化瘢痕等。

六、滚法

用小鱼际侧部或掌指关节面附着于一定的部位上，通过腕关节的外旋和内旋连续运动，进行持续碾动，称为"滚法"。

【分类与操作方法】

1. 小鱼际滚法

用小鱼际和近手背部附着于一定部位上，掌指关节略为屈曲，前臂与受术者身体呈 40 度以下角度，通过腕关节（腕关节不可伸屈）的外旋和内旋，作持续不断的来回滚动（见图 5-11）。本法具有刺激面积大，刺激力量强而柔和的特点。适用于全身各部肌肉较丰厚的部位。

2. 握拳滚法

手握空拳，用食、中、无名、小指四指的掌指关节面着力于体表的一定部位，前臂与受术者身体呈 65° 角，通过腕关节发力（腕关节不可伸屈）做均匀的外旋内旋来回滚动（滚动幅度应控制在 60° 左右）。本法用于背及腰骶部

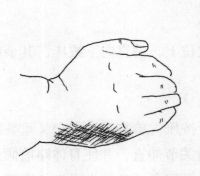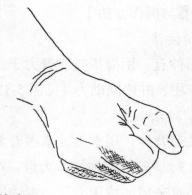

图 5-11　擦法

等。

【动作要领】

1. 肩关节自然下垂，肩臂部放松，上臂与胸臂保持一定的距离。

2. 肘关节屈曲至 120° ～ 140°，要利于腕关节的外旋内旋活动。

3. 手腕要放松，腕关节外旋、内旋幅度不要大，使手背擦动幅度控制在 80° 左右。

4. 小鱼际及掌背小指侧着力点，滚动时要吸附于操作部位上，不可跳动、顶压或使手背拖来拖去摩擦移动。

5. 擦动时，手背部接触范围为手背尺侧至中指。腕关节不可伸曲，否则是以掌指关节突起部位擦动，手法生硬不柔和，不属于保健按摩手法。

6. 操作时，指掌均应放松，手指任其自然，不要有意分开、并拢或伸直，否则会影响手法的柔软性。

7. 手法的压力要适量而均匀，动作要协调而有节律性，不可忽快忽慢或时轻时重。

【作用】常用于疏通经络、活血化瘀、松解粘连、滑利关节、解痉止痛。

七、按法

用指、掌或肘按压于体表一定部位及穴位，称"按法"。

【分类与操作方法】

1. 指按法

拇指伸直，用拇指指面着力于经络穴位上，垂直向下按压，其余四指张开起支持作用，并协同助力（见图5-12）。

2. 掌按法

腕关节背伸，用掌面或掌根着力进行按压。单掌或双掌交叉重叠按压均可（见图5-13）。若欲增加按压力量，可将肘关节伸直，并使身体略前倾，以借助于自身体重来增加按压力量。本法适用于面积大而又较为平坦的腹部、腰背部及下肢部等。

3. 肘按法

肘关节屈曲，用肘尖（即尺骨鹰嘴突起部）着力进行按压（见图5-14）。本法由于压力相对较大，持续时间较长，故有肘压法之称。主要适用于肌肉发达厚实的腰臀部及大腿后侧。

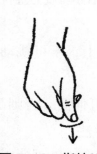

图 5-12　指按法

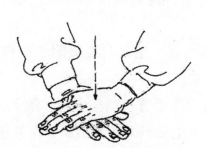

图 5-13　掌按法

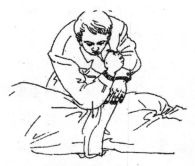

图 5-14　肘按法

【动作要领】

1. 按压的方向要垂直向下。

2. 用力要由轻到重，稳而持续，使刺激充分达到机体组织的深部，切忌用迅猛的暴力，以免产生不良反应。

3. 在按法结束时，不宜突然放松，应当缓慢地减轻按压的力量。

【作用】常用于温中散寒、舒筋通络、解痉止痛、矫正畸形。

［附］点法

用指端或屈曲的指间关节突起部分着力点压一定部位或穴位，称为"点法"。点法和压法是由按法衍化而来，压法多使用肘部来操作，特点是力量大、刺激较强，常用于肌肉发达的厚实部，而点法的特点是接触面积小，刺激性更强，常用于穴位上或骨缝处。点法有以下三种操作方式：

1. 拇指指端点法

手握空拳，拇指伸直并紧靠于食指中节，用拇指端点压一定部位。

2. 屈拇指点法

拇指屈曲，用拇指指间关节桡侧点压一定部位，操作时可把拇指端抵在食指中节桡侧缘，以助力。

3. 屈食指点法

食指屈曲，其他手指相握，用食指近节指间关节突起部分点压一定部位（见图 5-15）。操作时可用拇指末节尺侧缘紧压食指指甲部，以助力。

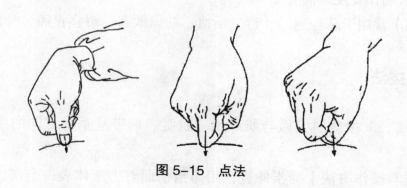

图 5-15　点法

以上三种点法均适用于骨缝处的穴位或某些小关节的压痛点等部位。

八、拿法

用拇指和其余四指相对用力，提捏一定部位，称为"拿法"。

【分类与操作方法】用拇指和其余手指指面相对用力捏住一定部位肌肤，逐渐用力内收，并将肌肤捏而提起，做轻重交替而连续的捏提动作（见图 5-16）。若用拇指和食、中指着力称为三指拿法，本法适用于颈肩部；用拇指和食、中、无名、小指着力称为五指拿法，本法适用于腰背部、腹部及四肢部等。

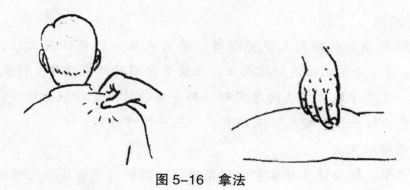

图 5-16　拿法

【动作要领】

1. 腕部要放松，使动作柔和、灵活。

2. 用指面及掌着力，不能用指端内抠。

3. 用力由轻到重，再由重到轻，不可突然用力。

4. 拿法动作要连续而有节奏。

【作用】常用于疏经通络、行气活血、祛风散寒、解痉止痛、开窍提神。

九、拨法

用指端、掌根或肘尖做与肌纤维、肌腱、韧带呈垂直方向的拨动，称为"拨法"。

【分类与操作方法】拇指伸直，用拇指指面着力于体表一定部位，适当用力下压至一定深度，待有酸胀感时，再做与肌纤维或肌腱、韧带呈垂直方向的单向或来回拨动，其余四指轻扶于肢体旁，以助用力（见图 5-17）。若单手拇指指力不足时，可用双手拇指重叠弹拨。另外，在临床上根据需要，对耐受性较强的腰部、大腿后侧等可用肘尖拨，对肌肉薄、耐受性较差的部位可采用掌根拨。

【动作要领】

1. 拨动时，着力部分不能在皮肤表面有摩擦移动，应带动肌纤维、肌腱或韧带等一起滑动。

2. 用力要轻重得当，太轻则力浮，太重则疼痛不适。

【作用】常用于剥离粘连、疏通狭窄、解痉止痛。

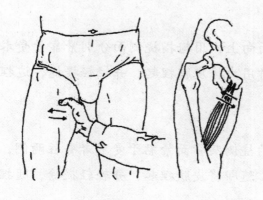

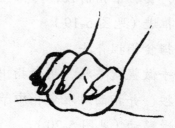

图 5-17 拨法

十、捏法

用拇指和其余手指在一定部位做对称性的挤压，称为"捏法"。

【分类与操作方法】用拇指和食、中指指面，或用拇指和其他四指指面夹住肢体或肌肤，做相对用力挤压，随即放松，再用力挤压，并循序移动（见图5-18）。用拇指和食、中指操作，称为三指捏法；用拇指和其余四指操作，称为五指捏法。本法适用于头部、颈项部、背脊部及四肢部等。

【动作要领】捏法操作时，动作要连贯而有节奏性，用力要均匀而柔和。

【作用】常用于舒筋通络、行气活血、化瘀消积。

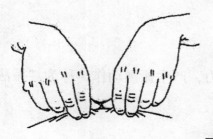

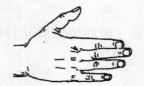

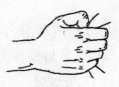

图 5-18 捏法

［附］捏脊法

用捏法沿脊柱两侧进行操作，称为"捏脊法"。由于这种方法治疗小儿积滞一类的疾病有奇效，所以又称为"捏积法"。捏脊法有以下两种操作方式：

1. 拇食中指捏脊法

双手拇指伸直，指尖相对，指面向上，用拇指桡侧面分别紧靠于受术者脊柱两侧，食、中指前按，与拇指相对用力将皮肤捏起，并轻轻提捻，边捏边向上慢慢推进（见图5-19）。

2. 拇食指捏脊法

双手做握空拳状，用食指中节的桡侧及背面紧贴于受术者脊柱两侧，拇指伸直前按，并指面对准食指中节处，随即将皮肤捏起，并轻轻提捻，随捏随提向上慢慢移动（见图5-20）。

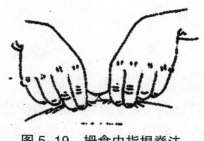 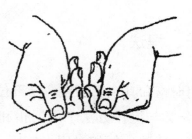

图5-19　拇食中指捏脊法　　　　　图5-20　拇食指捏脊法

本法每次操作均从龟尾穴开始，沿脊柱两侧向上至大椎穴，一般连续操作3～5遍。为加强手法感应，临床治疗时还常采用捏三提一法，即先捏脊一遍，从第二遍起，每捏捻三次就向上提拿一次。

十一、振法

以指或掌着力于一定部位做静止性的用力，产生振颤动作，称为"振法"。

【分类与操作方法】

1. 指振法

中指伸直，着力于受术者体表一定的部位或穴位上，食指加压于中指指背，肘微屈，运用腕关节静止性用力，使肌肉强力收缩，发生快速而强烈的上下振颤，集功力于中指并传递到受术者体内（见图5-21）。

2. 掌振法

用掌面着力于受术者体表的一定部位或穴位上，以腕关节静止性发力，带动全手掌做快速上下振颤的动作（见图5-22）。频率每分钟400～600次为宜。本法多用于腹部、背部及腰骶部。

【动作要领】

1. 指、掌紧贴体表或穴位上。

2. 手、臂做静止性用力，身体其他部位放松，呼吸自然。

3. 动作要连贯，使振颤持续不断地传递到体内。

【作用】常用于舒经通络、镇静安神、活血止痛、调节肠胃功能。

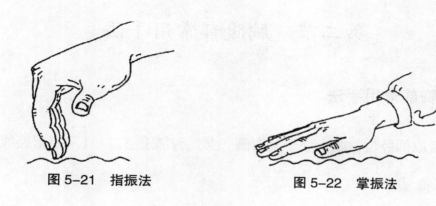

图5-21　指振法　　　　　　　　　　图5-22　掌振法

[附] 颤法

以指或掌在施术部位，主动性用力做小幅度的快速压放动作，称为"颤法"（见图5-23）。手掌操作时，可用单掌或双掌重叠进行，常用于腹部。颤法与振法不同，颤法除手臂部的肌肉需要绷紧外，还要进行主动性的用力，使手臂产生规律性的颤动，而振法是手臂部的肌肉群交替性、静止性用力。再者，颤法较振法颤动的幅度大而频率低，颤法频率一般在200～300次/每分钟，振法频率约在400～600次/每分钟。

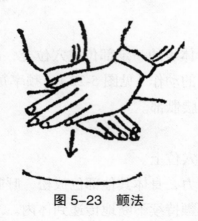

图 5-23 颤法

第二节 胸腹部常用手法

一、胸部常用手法

受术者取仰卧位，术者立于其右侧。女性胸部手法以"工"字形路线操作。

（一）推法

1. 掌推法：用单掌或大鱼际从剑突向上推至胸骨角部位，再改用分推法至两肩。

2. 多指推法：用一手的多指或双手多指，沿肋间隙向外侧做单向或双向分推。此法主要用于男性。

（二）摩法

用双手的四指罗纹面从胸骨角向外做分形摩法。用单掌在乳上或乳下做横向分摩，亦可做环形团摩法。

（三）揉法

1. 掌揉法：用双掌交替揉或单掌揉胸前及其胁肋部。

2. 多指揉法：用单手或双手的食、中、无名指揉胸正中线、锁骨下及各肋间隙。

（四）按法

用双拇指交替按压胸骨中线或肋间隙，亦可用单掌或双掌操作。

二、腹部常用手法

受术者仰卧，术者立于右侧。

（一）推法

1. 拇指推法：双手拇指从剑突下沿两肋弓缘分推。然后用双拇指从剑突向下交替推至脐中（称推三脘），再交替推至耻骨联合。

2. 掌推法：用单掌从剑突推至耻骨或从腹中线两侧向下推，再做双掌分推法。

（二）摩法

用单掌或双掌并拢放于腹部做环形摩动。

（三）揉法

用单掌或双掌重叠，做顺时针或逆时针的轮状揉动。再用双手的拇指（或掌根）放于腹部一侧，其余四指放于另一侧，协调用力，反复性的做波浪式的起伏推拉、揉动。

（四）拿法

用拇指与食、中二指将肚脐两侧的皮肉捏拿并缓慢提起，再自然放松，亦可用拇指与其余四指将腹部皮肉捏拿提起后，配合做颤法。

（五）按法

1. 拇指按法：用双拇指交替按点腹部各条经络线及腧穴。
2. 掌按法：用单掌或双掌重叠或并拢按压腹部。

（六）擦法

用单掌上下直擦腹中线及两侧，然后再做横向擦法。

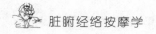

（七）颤法

用双掌并拢或重叠做定点颤动。

第三节　背腰骶部常用手法

一、背腰部常用手法

受术者取俯卧位，术者立于一侧。

（一）推法

用单掌或双掌在背腰部沿脊柱及两侧做下行推法，再用双掌由内向外做分推法。

（二）揉法

1.掌揉法：用单掌或双掌在脊柱两侧做下行揉法，在腰部揉时，手形放置可指端向外，并用掌根重着力。

2.拇指揉法：用双手拇指沿膀胱经第一侧线同时做下行揉，在脾俞、胃俞、肾俞等腧穴处，可做重点揉。

3.前臂揉：用前臂近肘关节的尺侧部做下行揉法，在腰部可改用肘尖揉。

（三）拿法

在背部做捻转式的握拿法，在腰部做紧缩式的捏拿法。

（四）按法

1.拇指按法：双拇指在脊柱两侧（膀胱经路线）做交替按压。

2.掌按法：双掌重叠或交替按压脊柱及其两侧。

3.肘按法：用前臂近肘部按压脊柱两侧，在腰部可改用肘尖按压。

（五）拨法

1. 拇指拨法：用单拇指或双拇指，从上往下分别拨两侧的骶棘肌。
2. 掌根拨法：用单手或双手的掌根，沿骶棘肌下行拨。
3. 肘拨法：用前臂或肘尖拨骶棘肌。

（六）擦法

用单掌沿脊柱两侧做快速的上下擦动，再在腰部做横向擦法。

（七）叩击法

用双手在脊柱两侧交替做侧掌叩、握拳击和拍法。

（八）动法

做腰部摇法、后伸扳法和斜扳法（取侧卧位）。

二、骶部常用手法

受术者取俯卧位，术者立于一侧。

（一）推法

用单掌或两掌向下推骶部后正中线及两侧（又称推八髎），再做分推法。

（二）揉法

1. 掌揉法：用单掌或双掌揉骶中线及两侧部。
2. 拇指揉法：用单拇指或双手拇指揉八髎。

（三）按法

1. 掌按法：用双掌重叠或并拢，或相对按压骶骨及两侧部。
2. 拇指按法：用双拇指同时或交替按骶骨后孔（又称按八髎）。

（四）擦法

用单掌从下往上纵式或横行擦骶骨部。

（五）叩击法

用双掌侧或拳叩击骶骨部。

第四节　脏腑经络按摩手法操作

一、揉腹法 [①]

受术者仰卧位，施术者一手掌劳宫穴对准受术肚脐，以四指与掌根交替用力，带动腹腔内容物运动起来，产生摩擦而发热。

【动作要领】用腕关节发力，带动大小鱼际、四指、掌根做顺时针旋转揉动 5 ~ 8 分钟，每分钟 100 次左右为宜，以腹部和腰部发热为止。见图 5-24。

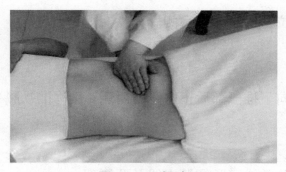

图 5-24　揉腹

【作用】常用于平衡阴阳、疏通经络、调理脏腑、调节内分泌、提高机体免疫力。

【要求及注意事项】

1.受术者在接受揉腹前，应排尿。

2.腹痛过甚者应排除急腹症，再行揉腹。

---

① 揉腹法是本书特色手法，以下称常规揉腹。

3. 餐后 1 时方可揉腹。

4. 手法要柔和，不要有压力，要均匀，不能或轻或重、或快或慢。

二、振腹法 [1]

以腕关节静止性发力，使指、掌做快速上下摆动，称"振腹法"。

【动作要领】施术者一手劳宫穴放于受术者肚脐上，作快速不间断的颤动，使力尽快传导致目标处。并以腰部或全身发热为宜。见图 5-25。

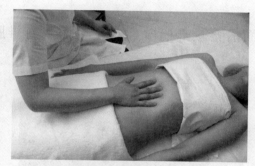

图 5-25 振腹

三、背部按摩

受术者俯卧位，施术者站于头前一侧。见图 5-26。

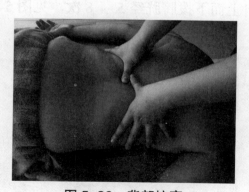

图 5-26 背部按摩

---

[1] 振腹法是本书特色手法，以下称常规振腹。

1. 双手全掌沿脊柱侧自上而下直推背腰部 5 ~ 8 次。见图 5-27。

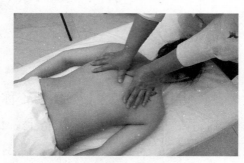

图 5-27

2. 双手拇指指腹面沿背腰部膀胱经，自上而下直推膀胱经 5 ~ 8 次。见图 5-28。

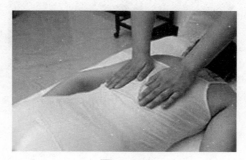

图 5-28

3. 双手拇指重叠自上而下拨膀胱经 5 ~ 8 次。见图 5-29。

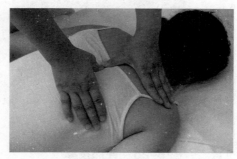

图 5-29

4. 根据受术者的身体需要按揉相应的背俞穴。见图 5-30。

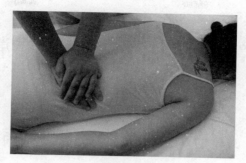

图 5-30

5. 双拇指按揉肾俞穴 5 ~ 8 次。见图 5-31。

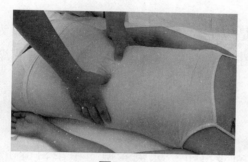

图 5-31

6. 单手掌直推背腰部 5 ~ 8 次。见图 5-32。

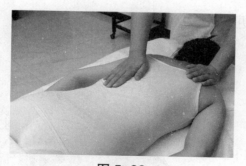

图 5-32

第六章　脏腑经络按摩治疗常见病

第一节　消化系统疾病

一、胃脘痛（胃溃疡）

（一）定义

中医认为胃脘痛是以上腹部近心窝处经常发生疼痛为主的病证。现代医学认为胃脘痛包括急慢性胃炎、胃及十二指肠溃疡、胃痉挛、胃下垂、胃神经官能症等疾病。

（二）主要病因

饮食不规律，过饱或过饥，外感寒湿，思虑过度，精神紧张，过分节食，均可造成胃黏膜缺血，胃黏膜长期缺血以致糜烂而形成溃疡。

（三）主要症状

胃脘痛尤以饿时更甚，饭后疼痛减轻。

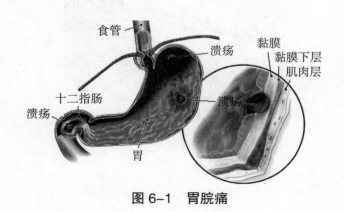

图 6-1　胃脘痛

（四）手法治疗

1. 揉腹

施术者一手劳宫穴对准受术者的中脘穴，顺时针揉腹 5 ~ 8 分钟，以腹腔内发热为宜，每天 1 ~ 2 次，以促进胃黏膜上的毛细血管循环旺盛，黏膜逐渐修复，溃疡面得以痊愈。

2. 点穴

揉腹加点揉脾俞、胃俞、足三里、溃疡点各半分钟至 1 分钟，每天 1 ~ 2 次。

（五）注意事项

养成良好的生活习惯，饮食有规律，不要过饥或过饱；注意保暖，禁食生冷饮食；注意劳逸结合，消除紧张情绪。

二、胃下垂

（一）定义

胃底部到达髂脊连线以下，称胃下垂。

（二）主要病因

中医认为胃下垂是宗气下凹所致。现代医学认为，由于过于消瘦，大网膜太薄，托不住胃，久之造成胃韧带收缩无力，拉不住胃，所以吃点饭就掉下去。

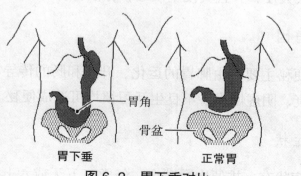

图 6-2　胃下垂对比

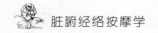

（三）主要症状

胃下垂的主要症状有食欲不振、消化不良、消瘦无力等。

（四）手法治疗

1. 揉腹

施术者一手劳宫穴对准受术者的关元穴，顺时针揉腹 5 ~ 8 分钟，每分钟 100 次左右，揉致腹腔内发热为宜，每天一次，以促进食欲，增强消化、吸收的能力。

2. 刺激胃底部

施术者以中指着于胃底部，快速用力向其斜上方点击，使其胃韧带强力收缩，反复 2 ~ 3 次，每天一次，10 次为一疗程，以提高胃韧带的收缩能力。

3. 点穴

顺时针按揉中脘、天枢、气海、关元穴、脾俞、胃俞、足三里等穴位各半分钟至 1 分钟。

（五）注意事项

饮食要养成规律，不要过肌或过饱、过冷或过热，多食易消化食物，适当加强运动，注意保暖。

三、便秘

（一）定义

两天以上一次大便，并且粪便呈硬结，称便秘。

（二）主要病因

中医认为，便秘主要是由脾胃的运化、升降和肠的传导功能失职所致，年老体衰、久病体衰、阴虚燥火、不良生活习惯均可造成便秘。

（三）主要症状

便秘的主要症状有：排便次数减少，经常三五天或六七天大便一次，有的人虽然次数不减，但是粪便干燥、坚硬，排出困难等。

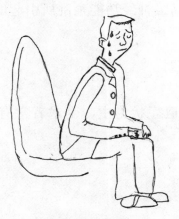

图 6-3　便秘

（四）手法治疗

1. 揉腹

通过揉腹可促进胃肠蠕动，增强脾胃功能，调整水液代谢，推动粪便排出。

2. 点揉

对素体虚弱者，可点揉百会穴，以提高宗气，排出浊气，通常 3 ~ 5 分钟即可排便。

（五）注意事项

针对不良生活习惯所致的便秘，应养成良好的生活习惯，如合理膳食，多运动，坚持每天排便一次。

四、胃肠神经官能症

（一）定义

胃肠神经官能症是由高级神经功能紊乱所引起的胃或肠的功能性障碍，无器质性病变。临床主要表现为胃或肠的症状，并常伴失眠、头痛等其他官能性症状。本病属于祖国医学郁症、肝胃气痛的范畴。

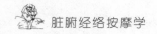

（二）主要病因

胃肠神经官能症是由高级神经功能紊乱所引起的胃或肠的功能性障碍，无器质性病变。

（三）主要症状

胃肠神经官能症以肠道症状为主，受术者常有腹痛、腹胀、肠鸣、腹泻或便秘等。

（四）手法治疗

1. 揉腹
腹部按摩，常规揉腹，以补为主，每次 5 ~ 8 分钟。
2. 点揉
点揉中脘、下脘、天枢、气海、关元等穴位各 1 分钟。
3. 直推和分推
直推和分推背腰部 3 ~ 5 分钟。
4. 轻揉
轻揉肺俞、肝俞、脾俞、胃俞、肾俞等穴位各 1 ~ 2 分钟。
上述疗法有疏通经络、调理脏腑、放松精神、缓解压力的功效。

（五）注意事项

消除紧张情绪，缓解精神压力，加强锻炼，增强体质。

五、厌食症

（一）定义

厌食症是由于怕胖、心情低落而过分节食、拒食，造成体重下降、营养不良，甚至拒绝维持最低体重的一种心理障碍性疾病。厌食症受术者约 95% 为女性，常在青少年时期就有类似的性格倾向。厌食症可分为小儿厌食症、青春期厌食症和神经性厌食症。厌食症受术者多有治疗上的困难，有 10% ~ 20% 的人会因为多器官功能衰竭、继发感染、自杀而早亡。

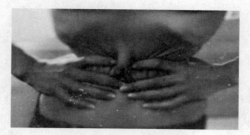

图6-4 厌食症

（二）主要病因

小儿进食时，家长采用哄逗、强迫，甚至打骂、恐吓等手段，导致患儿产生进食等于受罪的错觉，逐渐形成条件反射性拒食，最终发展成厌食症。较大儿童由于忧伤、精神紧张、过度兴奋等影响食欲，进而发展成厌食症。

营养性疾病，如铁、碘、B族维生素缺乏或进食果汁、巧克力、甜食、酸奶等零食过多，会引起厌食症。

消化系统疾病，如胃炎、肠炎、肝炎、胃和十二指肠溃疡、便秘等，会引起厌食症。

各种感染，如上呼吸道感染、慢性扁桃体炎、中耳炎、寄生虫感染、泌尿道感染、结核等，会引起厌食症，同时还多伴有发热等其他症状和体征。

药物、毒物，如维生素A或维生素D、磺胺类、红霉素、硫酸亚铁及抗癌药物、洋地黄、铅中毒等，会引起厌食症。

其他如肝功能不全、高血压、酸中毒、尿毒症、心功能不全以及消化道瘀血等，也会引起厌食症。

（三）主要症状

厌食症受术者对食物提不起兴趣，没有胃口吃东西，以强烈害怕体重增加和发胖为特点，对体重和体型极度关注，盲目追求苗条，体重显著减轻，常有营养不良、代谢和内分泌紊乱，如女性出现闭经。严重受术者可因极度营养不良而出现恶病质状态、机体衰竭，从而危及生命，最后死于脏腑功能衰竭。根据美国精神协会的标准诊断，厌食症受术者的体重往往低于标准体重的15%。

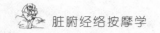

（四）手法治疗

1. 揉腹或振腹

常规揉腹或振腹，每天一次，每次10～15分钟，以提高脾、胃、肝、胆、肾的生理功能，从根本上改善食欲。

2. 点揉

受术者采仰卧位，施术者点揉上脘、中脘、下脘、梁门、章门、期门、天枢、气海、关元、足三里等穴位各1～2分钟，以天枢穴为主。

3. 直推

受术者采俯卧位，施术者以双手拇指自大椎穴两旁第一条膀胱经，向下推至腰骶部，反复5～8次，每天一次，然后自第二条膀胱经由上而下推至腰骶部，反复5～8次，每天1～2次。

4. 弹拨

施术者双手拇指弹拨肺俞、心俞、肝俞、胆俞、脾俞、胃俞、肾俞等穴位各1～2分钟，每天一次，以脾俞穴、肝俞穴、肾俞穴（补法）为主。

5. 补充维生素

有关资料报道，儿童长期服用bady乐儿童益生菌颗粒，并在其中添加丰富的维生素C、B1、B2、B6和乳酸钙、乳酸锌，可以迅速补充营养成分，有利吸收，从根本上改善宝宝食欲。

第二节　伤科疾病

一、肩周炎

（一）定义

肩周炎也称"肩周关节周围炎"，是指肩关节周围肌肉、肌腱、筋（韧带）等软组织退形性病变造成的无菌性炎症。

（二）主要病因

中医认为肝主筋，由于肝肾亏虚，气虚不足，导致筋失濡养，而出现疼痛和肩关节功能障碍。

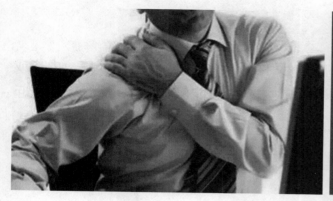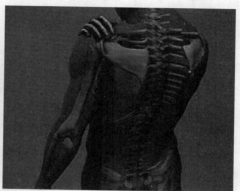

图6-5　肩周炎

（三）主要症状

肩周炎分疼痛期、粘连期、恢复期三期。

疼痛期：肩关节周围酸痛，疼痛剧烈，夜间加重，甚至影响睡眠。粘连期：肩关节周围软组织广泛粘连、挛缩，导致肩关节活动严重受限。恢复期：受术者肩部疼痛症状减轻，肩关节的活动范围逐渐增加，肩周围软组织挛缩、粘连逐渐消除。肩周炎如能坚持主动运动，可不治自愈。

（四）手法治疗

1.揉腹
揉腹5～6分钟，以腹部和腰部发热为宜，每天一次，调补肝肾。

2.局部按摩
揉肩、拿肩、抖肩、摇肩，按摩肩井、肩峰、肩中俞、肩内俞、肝俞、肾俞、脾俞、胃俞、手三里等穴位各1分钟。

（五）注意事项

局部注意保暖，多活动肩关节，加强肝肾保养。

二、腰椎间盘突出

（一）定义

腰椎间盘突出中医称为"腰痛"，又称"腰脊痛"，是指因外感、内伤或肝肾亏虚，导致腰部气血运行不畅，筋失濡养，不能保障腰椎正常活动而引起腰椎间盘突出。

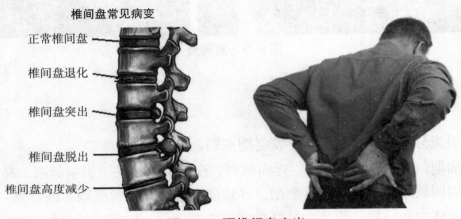

椎间盘常见病变

正常椎间盘
椎间盘退化
椎间盘突出
椎间盘脱出
椎间盘高度减少

图 6-6　腰椎间盘突出

（二）主要病因

劳累过度，久病体虚，或房事不节，以致肝肾阴虚，导致腰椎筋失濡养，筋不能有效保护腰椎正常活动，腰部稍有用力不当，便造成椎间盘破裂而髓核突出。

（三）主要症状

腰椎间盘突出受术者的腰部刺痛，且向下肢放射，腰部一侧或两侧肌肉紧张，活动受限，甚至伴有腿膝酸软，遇劳则重，卧则减轻，易复发，35 ~ 50岁好发。

（四）手法治疗

1. 揉腹

常规揉腹 5 ~ 8 分钟，以腰部发热为宜，每天一次，10 天一个疗程，以调理脏腑、滋养肝肾、濡养筋脉。

2. 按摩

按摩脾俞（补法）、肝俞（补法）、肾俞（补法）、环跳、承扶、委中、承山、昆仑、太溪等穴位各 1 分钟。

3. 牵拉

施术者一手按于突出部位，另一手活动受术者下肢。

（五）注意事项

加强身体段练，节制房事，滋补肝肾，注意保暖。腰部疼痛太甚时，施术者先点揉受术者手三里穴，使其腰部疼痛缓解后，再做患处手法治疗，以免加重患处肌肉损伤。

三、坐骨神经痛

（一）定义

坐骨神经痛是指表现为单侧或双侧的，起自腰部、臀部或大腿后侧，放射到下肢远端的阵发或持续性的疼痛，亦即沿坐骨神经的一段或全长的放射性疼痛。本病属于祖国医学腰胯痛、痹证、坐臀风等病的范畴。

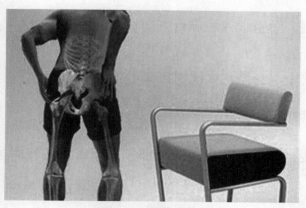

图 6-7 坐骨神经痛

（二）主要病因

祖国医学认为本病的发生与气候条件、生活条件、个人体质等因素有关。

由于体虚，正气不足，腠理空虚，卫阳不固，风寒湿邪得以乘虚侵袭，流走脉络，邪气壅阻于血脉经络之间，络脉不通，气血运行不畅，因而产生痹痛。坐骨神经疼痛的部位表现与足太阳膀胱经、足少阳胆经在腰骶以下的循行分布部位相吻合。

（三）主要症状

疼痛是坐骨神经痛最突出的一个症状，为自腰骶部经臀部、大腿后部、小腿后外侧，向足蹠放射的持续性或阵发性疼痛。疼痛以坐骨神经的远侧为主者称干性坐骨神经痛，疼痛以坐骨神经的近端为主者称根性坐骨神经痛。由于疼痛，迫使受术者采取减痛姿势，如坐下时，以健侧臀部先着椅，站立时，身体略向健侧倾斜。

（四）手法治疗

1. 揉腹或振腹、点揉

常规揉腹或振腹 5 ~ 8 分钟，点揉中脘、下脘、天枢、气海、关元等穴位各 1 分钟，有调理脏腑，滋补脾、胃、肝、肾，温阳祛寒的作用。

2. 直推

直推背腰部和下肢后侧，疏通督脉和膀胱经，起行气止痛的作用。

3. 拨揉

拨揉下肢后侧，沿坐骨神经循行方向拨 5 ~ 8 次。

4. 点揉

点揉环跳、委中、仑昆、太溪，以疏经活络、止痛。

（五）注意事项

注意下肢保暖，肾虚者重点振腹，邪气壅阻者，按摩时加以火灸，效果会更佳。

四、急性腰肌扭伤

（一）定义

急性腰肌扭伤多为腰部突然受到损挫跌仆、闪扭所致的腰部软组织损伤，受术者常在扭伤后，即感到腰部疼痛，不能活动。

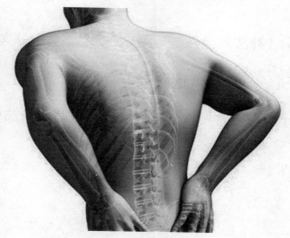

图6-8　急性腰肌扭伤

（二）主要病因

本病多由于在工作或生活中，腰部因抬重或搬重，久蹲突然起立，两侧用力不平衡而闪、挫、扭转等因素损伤，肾虚、经脉空虚是导致扭伤的内在原因。《证治准绳》在谈到腰痛的原因时就明确指出："有风，有湿，有寒，有热，有闪挫，有瘀血，有滞气，有痰积，皆标也；肾虚，其本也。"这说明肾虚为本病发生的主要关键。通常扭伤后，腰部气血不流通，会造成气血涩滞，筋络亦不舒活，从而引起疼痛。

（三）主要症状

急性腰肌扭伤受术者的腰部疼痛，转动困难，动则痛甚，甚至不能站立，腰椎旁的肌肉会保护性地痉挛，单侧或双侧有明显固定的压痛点。

（四）手法治疗

1. 揉腹或振腹
常规揉腹5～8分钟或振腹20～30分钟，以腰部发热为宜。
2. 点揉
点揉水分、天枢、气海等穴位（补法）各1分钟。

3. 分推

分推背腰部 5 ~ 8 分钟。

4. 点揉

点揉脾俞、肾俞（补法）、环跳、承扶、委中、承山等穴位各 1 分钟。

（五）注意事项

急性扭挫伤 2 小时内不宜按摩，可先冷敷，以防止局部出血。

第三节　儿科疾病

一、小儿消化不良症

（一）定义

小儿消化不良症是一个综合征，是小儿时期的多发病，尤以夏秋季较多见。本病是以大便次数增多，粪便稀薄或呈水样，夹有不消化食物残渣及黏液为主症的胃肠道功能紊乱的疾患。本病属于祖国医学儿科呕吐、泄泻等病的范畴。

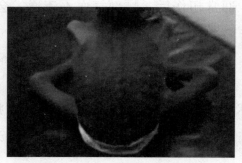

图 6-9　小儿消化不良症

（二）主要病因

婴幼儿的消化器官生理机能不完善，消化道黏膜柔嫩，消化液及酶产生较少，从而容易使小儿机体代谢失调，胃肠功能紊乱。

1. 饮食因素

乳食过量或过少，或过食肥甘而难以消化的食物，或突然改变食物品种，均可引起小儿消化不良症。

2. 环境因素

气候急剧变化，护理不当，不能适应外环境，可引起小儿消化不良症。

3. 体质因素

营养不良，脾胃虚弱等，可引起小儿消化不良症。

4. 感染因素

小儿消化不良症主要是致病性大肠杆菌引起的，金黄色葡萄球菌、沙门氏菌、霉菌及某些病毒也可以引起。

（三）主要症状

单纯性消化不良者，每天大便 5 ~ 6 次，多的可达十余次，大便外观呈奶瓣或蛋花汤样，色黄或绿，可有少量黏液，除腹泻外，会伴随轻度呕吐、肠鸣和腹痛、食欲减退。患儿一般情况良好，无中毒症状，体温多属正常或稍高。

中毒性消化不良症者的腹泻症状较严重，大便次数频繁，一昼夜可达 15 ~ 20 次之多，多为水样便和黄绿色便，含大量水分，且有恶臭味，有时亦可见到黏液脓便。多数患儿的体温会升高，可达 39℃ ~ 41℃，但营养不良和严重脱水的患儿也会不发热，末期出现肠麻痹、腹胀、呕吐加剧，大便次数反而减少，危重病儿可吐出咖啡样物，呈现脱水酸中毒症状，呼吸深长、增快或呈叹息样，口唇为樱桃红色，呼吸有酮味（烂苹果味），尿酮体阳性，二氧化碳结合率降低，烦躁不安，意识朦胧，甚至惊厥昏迷。

部分患儿会出现低血钾症，如腹胀、肠麻痹，肢体软弱，腱反射减退或消失，心音低钝，心律不齐，严重者会发生呼吸肌及心肌麻痹，舌淡苔白润，脉沉细弱或微而数。有时亦会出现循环衰竭的症状。

（四）手法治疗

1. 腹部按摩

患儿采仰卧位，施术者常规揉腹或振腹，施术者以三指或四指于患儿肚脐上，做顺时针揉腹 3 ~ 5 分钟，或用四指振腹 8 ~ 10 分钟。施术者用食指或中指顺时针揉建里、水分、天枢、气海、关元、血海、足三里等穴位各 1 分

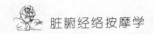

钟。小儿皮肤柔嫩，按摩时用健脾和胃精油做按摩介质，效果会更佳。

2. 局部治疗

如腹泻，按摩医师应一手握住小儿手掌，用右手大拇指推小儿左手的大鱼际外侧至手掌根部，连续推 50 次，或用拇指向上推、揉长强穴，或用搓热的手掌揉神阙穴 1 ~ 2 分钟。

如消化不良，按摩医师应一手握小儿手掌，用右手大指推小儿左手食指三关，约一百次，或推、掐足三里穴，揉合谷穴区。

如呕吐，应推搓大陵至内关穴区，按点内关、足三里两个穴位各半分钟至 1 分钟，揉合谷穴区。

如有发热，应搓风池、风府，推搓、按点大椎、风门，揉合谷、曲池等穴位各 1 ~ 3 分钟。

如因饮食过量、消化不良而引起泄泻，要重点揉建里、中脘、天枢三个穴位，推、掐合谷穴、足三里穴。

患儿采俯卧位：施术者双手拇指自大椎沿脊突推至腰骶部 3 ~ 5 遍，双拇指自上而下推膀胱经 3 ~ 5 次，用拇指或食指轻揉脾、胃、肝、胆、肾、大肠俞穴各 1 分钟。

（五）注意事项

由于小儿病理变化快，遇有因腹泻并发酸中毒症状、中枢神经系统症状、低血钾或循环衰竭症状时，应及时进行药物救治。小儿脾胃功能较弱，喂奶要有规律，不要过饱或过饥。喂奶喂食时要注意卫生，奶瓶、奶嘴应经常煮沸、洗净。注意小儿胸腹部保温，避免受凉。

二、儿童多动症、抽动症

（一）定义

儿童多动症、抽动症主要表现为注意力不集中，情绪不稳，行为异常，不能自控，冲动任性，好发脾气，学习困难。

（二）主要病因

中医认为，儿童先天不足（如脏腑虚弱），后天失养，阴阳失调，易导致

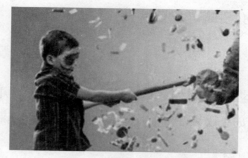

图 6-10　儿童多动症、抽动症

心肾不交，神志失控，出现神不宁、魂不安、意不固、志不坚的症状；心阴不足，心火上炎，可导致神思涣散，多语多动，五心烦热；肝肾阴虚、水不涵木、肝火上炎、火极生风、肝风内动，则会出现各部位不自主的抽动。另外，脑部外伤和遗传也可导致此病。现代医学认为儿童多动症、抽动症都属于心理障碍疾病。

（三）主要症状

儿童多动症主要表现为注意力不集中、情绪不稳、行为异常、冲动任性、好发脾气、多语多动、精细动作与协调困难、学习困难、厌食、遗尿等症状。

儿童抽动症主要表现为不自主的摇头、点头、耸肩、眨眼睛、耸鼻、努嘴、清嗓音、甩胳膊、鼓肚子、踢腿，甚至躯干的抽动，有的伴有话多或秽语等症状。

（四）手法治疗

1. 振腹、揉腹

以滋补脾胃肝肾、清泄心火、健脾利湿、清热化痰为原则。方法：受术者采仰卧位，施术者站（坐）于一侧，一手劳宫穴对准受术者的肚脐，以腕关节静止性发力，带动全手掌做快速上下摆动，直至受术者腰部发热，大约10～15分钟。每天一次，10天为一疗程。

2. 按揉

按揉膻中、中脘、天枢、关元、气海、血海、足三里、三阴交和百会、风府、肺俞、心俞、肝俞、脾俞、胃俞、肾俞、涌泉等穴位各一分钟，每天一

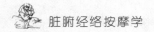
脏腑经络按摩学

次，10 天为一疗程。必要时可配合捏脊，每天一次。

（五）注意事项

振腹治疗儿童多动症、抽动症的疗效显著。振法较难掌握，可以揉腹代替振腹。振腹配合精油按摩效果更佳。必要时配合心理咨询。

第四节　男科、妇科疾病

一、前列腺增生

（一）定义

前列腺增生是指因前列腺纤维组织增长、肥大，挤压尿道而导致的排尿和性生活障碍，影响正常生活。

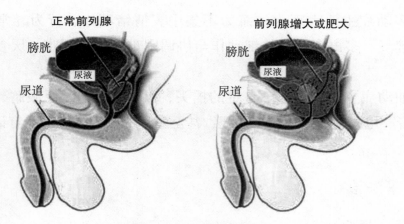

图 6-11　前列腺增生

（二）主要病因

久坐、长期吸烟、喝酒、吃刺激性食物，性生活过度，长期憋尿，患前列腺炎或因年老雄激素下降等，均可导致前列腺增生。

（三）主要症状

前列腺增生的主要症状有尿分岔、尿急、尿频、尿痛、排尿困难、尿潴留，以及性生活障碍等。

（四）手法治疗

揉小腹部 5～7 分钟，以小腹部发热为宜，配合精油坐浴或精油熏蒸法，每天一次。按揉脾胃俞、肝俞、肾俞、膀胱俞等穴，用补法。

（五）注意事项

年青受术者不能手术切除前列腺，否则影响生育。

二、阳痿

（一）定义

阳痿是指未到性功能衰退年龄而出现阴茎不举，或举而不硬，或硬而不坚。

（二）主要病因

阳痿主要与肝、脾、肾关系密切，其次与精神疲劳、过度饮酒、房事不节、过度手淫及心理因素有关。

（三）主要症状

阳痿的主要症状有：阴茎不举，或举而不硬，或硬而不坚，房事障碍，心理障碍，情绪低沉。

（四）手法治疗

施术者以劳宫穴对准受术者的肚脐，揉腹或振腹 10～15 分钟，以腰部发热为宜。然后，直推背部两条膀胱经 5～8 次，每天一次，15 天为一疗程。按揉心俞、脾俞、胃俞、肾俞、三阴交等穴。

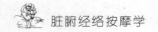

（五）注意事项

养成良好的生活习惯，保持乐观心态，适当运动，节制性生活。

三、痛经

（一）定义

痛经是指月经前后或月经期出现的下腹疼痛、坠胀，伴腰酸或其他不适，疼痛严重时，会影响生活和工作。

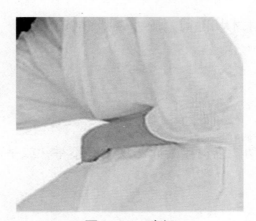

图 6-12　痛经

（二）主要病因

1. 气滞血瘀

多由于情志不舒、肝郁气滞导致气机不利，不能运血畅行，血行受阻，冲任经脉不利，经血滞于胞中而作痛。

2. 寒湿凝滞

经期冒雨涉水、游泳，感寒饮冷，或生卧湿地，寒湿伤于下焦，害于胞宫，经血为寒湿所凝，运行不畅，滞而作痛。

3. 气血虚弱

素体气血不足，或大病久病之后，气血两亏，行经以后，血海空虚，胞脉失养，而致疼痛。或体虚阳气不振，运血无力，经行滞而不畅，导致痛经。若气滞血瘀或气虚血少，则使经行不畅，而不通则痛。

（三）主要症状

痛经的主要症状有：每遇经期或行经前后小腹疼痛，随月经周期发作，甚至疼痛难忍，甚或伴有呕吐汗出，面青肢冷，以致晕厥，也有部分受术者在经期小腹疼痛可连及腰骶，或放射至肛门，或两侧股部。

（四）手法治疗

双手重叠揉腹 5 ~ 8 分钟，以小腹和腰部发热为宜，再用全掌搓八髎 3 ~ 5 分钟，以发热为宜。按揉三阴交（重揉）、血海、八髎等穴。

（五）注意事项

养成良好的生活习惯，注意保暖，心情开朗，保持良好心态。

四、月经不调

（一）定义

月经不调是指月经周期提前或延后 7 天以上，连续三个周期以上。

（二）主要病因

1. 肝郁

由素性抑郁或愤怒伤肝，以致肝气逆乱，疏泄失司，冲任失调，血海蓄溢失常，而周期不调。

2. 肾虚

少年肾气未充，更年期肾气渐衰，或房劳多产、或久病大病损伤肾气，肾气不足，闭藏失职，冲任失调，血海蓄溢失常，致月经不调。

（三）主要症状

肝郁：经来先后不定，经量或多或少，色深有块，行经时乳房、少腹胀痛等。

肾虚：经行或先或后，量少、色淡，腰骶酸痛，头晕耳鸣等。

（四）手法治疗

揉腹或振腹致全腹或腰部发热为宜，一天一次，10天为一疗程。按揉肝、肾、脾、三焦俞、气海、关元、血海、三阴交等穴。

（五）注意事项

精神上要保持健康，要保持心情舒畅，学会自我调节情绪，避免各种不良的情绪刺激，以此来治疗月经不调。

月经期不要吃辛辣、煎炸食物，体质虚的人要注意加强营养，多吃肉禽、奶类食品。如果量比较多，则应该卧床休息。

防止过度节食，戒烟，限酒，注意自己的饮食结构。

五、乳腺增生

（一）定义

乳腺增生是指乳腺的正常结构出现紊乱，乳房出现大小不一的肿块，疼痛或不痛而胀的一种病症，多发于 30 ~ 50 岁的女性。

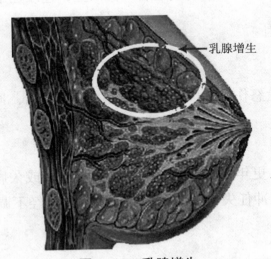

图 6-13　乳腺增生

（二）主要病因

雌性激素分泌过多，情志不遂导致肝郁气滞，气血凝于乳络，出现肿块疼痛。

（三）主要症状

乳腺增生的主要症状有乳腺小叶生理性增生、肿胀、疼痛，常随喜怒与月经而消长，月经前加重，月经后缓解。

（四）手法治疗

1. 揉腹、振腹

揉腹或振腹至腰部发热为宜，每天一次，15 天为一疗程，以疏通经络，调理脏腑，促进肾上腺皮质激素分泌增加，刺激脑垂体，使脑垂体产生抑制激素，抑制雌性激素产生，以达到体内雌性激素平衡，从而从根本上治疗乳腺增生。

2. 点揉

点揉肝俞穴（泻法）、脾俞穴（补法）、肾俞穴（补法）、带脉穴（补法），每天一次，15 天为一疗程。

（五）注意事项

保持精神健康、心情舒畅。

第五节　内分泌系统疾病

一、青春痘

（一）定义

青春痘是指男女在青春期面部、前胸、后背等部位的皮肤上出现的大小不等、色质淡红的粉刺、丘疹、疙瘩、痤疮等。

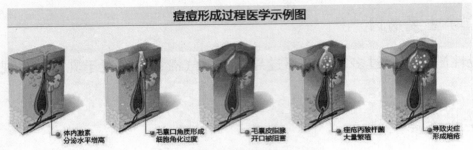

图 6-14　青春痘形成过程

（二）主要病因

除不良生活习惯（精神压力大和经常熬夜）外，体内性激素分泌过多是主要病因，过了青春期或婚后，可不治自愈。

（三）主要症状

青春痘与情绪和生理周期有关，尤以女性月经周期前 7 ~ 12 天最明显，此时痘痘又多、又红、又大，甚至化脓。

（四）手法治疗

1. 揉腹、振腹
揉腹或振腹至腰部发热为宜，使肾上腺皮质激素分泌增加，而刺激下丘脑释放抑制激素，抑制性激素的产生，以致内分泌平衡。

2. 点按
痘痘长在皮肤上，中医认为肺主皮毛，所以点按肺俞穴（泻法）、肺热穴（泻法），每天一次，一周即可痊愈。

（五）注意事项

禁吃刺激性食物，经常清洗面部。

二、女性更年期综合症

（一）定义

更年期综合症多发生于 45 ~ 55 岁女性、50 ~ 60 岁男性，症状或轻或重，时间或长或短都会出现，女性比男性反应更明显。女性一般在绝经过度期月经紊乱时，这些症状开始出现，可持续至绝经后 2 ~ 3 年。

女性更年期综合症是指妇女在绝经期或其后，因卵巢功能逐渐衰退或丧失，以致雌激素水平下降所引起的以植物神经功能紊乱和代谢障碍为主的一系列症候群。

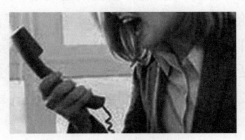

图 6-15　女性更年期综合症

（二）主要病因

女性到了四五十岁时，经常出现月经紊乱、腰酸背痛、潮热盗汗、心悸失眠等异常症状，都是因为更年期综合症所致。

1. 中医主张的病因

中医认为女性更年期综合症的发病原因主要有以下几种：

（1）女性年至"七七四十九"，肾气渐衰，天癸枯竭，冲任二脉虚衰，精血不足，导致阴阳失衡。

（2）乙癸同源、肾精不足可引起肝失所养、疏泄失常、肝郁气滞。

（3）肾阴亏损，阳不潜藏，脉失于濡养，脏腑气血不相协调，可引起忧虑，闷闷不乐，欲哭寡言，记忆力减退，注意力不集中，夜间多梦，或者极易烦躁，或者易多疑、多虑，甚至喜怒无常等症状。

（4）多数中医认为肝肾阴虚、肝郁气滞是女性更年期综合症的主要致病原因。

2. 现代医学主张的病因

现代医学认为女性更年期综合症的发病原因主要有以下几种：

（1）卵巢功能衰退：卵巢功能衰退是导致更年期综合症的主要原因，因为体内的雌激素水平会随着卵巢功能的衰退而降低，从而直接作用于机体，导致

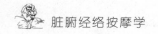

出现更年期综合症。

（2）体质因素：有些女性的更年期症状出现的较早，有些女性的更年期症状出现的较晚，这主要和个人的体质有关。中医认为，更年期综合症和受术者体内的肾气不足有关，体质好的人，肾气充足，所以更年期比较迟。反之，则会提前。

（3）心理因素：更年期综合症还和女性的心理有关。如果不能很好地调整好自己的心理状态，会导致更年期提前到来，所以不要让自己长期处于焦虑、烦躁、紧张、不安、抑郁等不良的情绪之中。

（4）疾病因素：更年期综合症还与疾病有关，如妇科炎症、妇科肿瘤等，都会影响更年期症状，尤其是一些切除了卵巢的女性，更容易患上更年期综合症。

（三）主要症状

（1）性衰老：女子在 50 岁之后，出现性激素分泌下降或部分中止、性欲淡漠、性厌烦、性生理损伤、性功能减退。

（2）心血管症：潮红、潮热、出汗、心悸、头痛、头晕，甚至血压增高、心绞痛等。其中，潮热是更年期综合症最常见的症状之一。

（3）精神神经症状：忧虑、抑郁、易激动、失眠、烦躁、注意力不集中、健忘等。

（4）月经和生殖系统改变：月经紊乱，外阴及阴道子宫、乳腺等组织萎缩，易发生老年性阴道炎、子宫及阴道脱垂等。

（5）其他：骨质疏松，关节及肌肉痛，膀胱、尿道的症状等。

腰酸背痛是更年期妇女骨质疏松的早期症状，这种酸痛感多数是由于竖脊肌持续紧张造成的。

（四）手法治疗

1. 揉腹、振腹

常规揉腹以疏通经络、调理脏腑、滋养肝肾，每天一次，每次 5 ~ 8 分钟，15 天为一疗程。常规振腹以舒肝理气、调节内分泌、滋补肝肾，每天一次，每次 15 ~ 30 分钟，15 天为一疗程。

2. 分推

分推胸部至两胁，每天一次，每次 1 ~ 2 分钟，15 天为一疗程。

3. 点揉

拇指点揉脾俞、胃俞、肝俞、肾俞、三焦俞、期门、带脉（均以补法），每穴1分钟，每天一次，15天为一疗程。

4. 搓八髎穴

搓八髎穴1～2分钟，每天一次，15天为一疗程。

（五）注意事项

揉腹、振腹手法要柔和、均匀、持久，以达到受术者腹部、腰部发热为宜。必要时就医，以疏导心理障碍或接受药物治疗。对更年期综合症受术者治疗，需受术者、配偶和社会积极配合，受术者要有意识地控制自己情绪，社会和家庭要尽可能创造良好的生活环境，减少对受术者的不良刺激。

第六节　疑难杂症

一、肥胖

（一）定义

肥胖是指人的体重超过其标准体重。用身高减去1米，剩下就是标准体重，如身高1.7米减1米等于70（公斤），即标准体重为70公斤，上下浮动2～5公斤可以接受，否则就是偏胖或偏瘦。

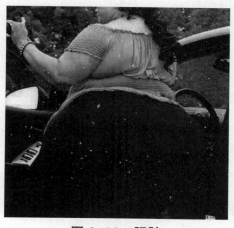

图6-16　肥胖

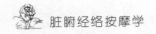

（二）主要病因

肥胖常见有脾虚型肥胖、营养过剩型肥胖和甲状腺功能减退型肥胖，甲状腺功能减退型肥胖不属于按摩适应症。

脾虚型肥胖者由于脾虚不能运化水谷，而使身体内的水湿痰浊不断增多而致身体臃肿，体重超标。

营养过剩型肥胖者过食肥甘、缺乏运动、能源蓄积，导致脏腑功能或内分泌失调而肥胖。

（三）主要症状

体型肥胖，体重超标，肌肉松软，体弱无力，甚者行动不便，稍做运动便气喘、心悸、多汗、腰腿痛疼等。

（四）手法治疗

1.脾虚型肥胖的手法治疗

对脾虚型肥胖者，施术者以顺时针方向揉腹，轻手法揉腹 3 ~ 5 分钟，以腹腔内发热为宜。通过揉腹促进腹腔内五脏六腑的血液循环，提高脏腑功能，特别是脾肾功能，从而达到健脾利湿，排除体内多余的水湿痰浊而减肥的目的。

2.营养过剩型肥胖的手法治疗

对营养过剩型肥胖者，施术者不可以顺时针揉腹，应对其身体脂肪较多的部位实施拿法、拍打、叩击法，使其多余的脂肪消耗，同时必须合理膳食、加强运动和节制饮食，方可减肥。

（五）注意事项

养成良好的饮食习惯，少食生冷、油腻食品。

二、失眠

（一）定义

失眠是以经常不能获得正常睡眠为特征的一种病症。

（二）主要病因

中医认为心肾不交、肝火上炎、心脾两虚、痰热内扰四大因素可造成失眠。尤其脾虚，会造成脾失健运，使水在体内积聚多，而且长时间不能排出体外，就会化成痰。痰在体内生热，即可导致体内痰热内扰，扰乱人的神经，使人不能入睡或睡不实，或醒或睡。

（三）主要症状

（1）心肾不交：心悸不安、头晕耳鸣、健忘不梦、腰膝酸软、舌红少苔、脉细无力。

（2）肝火上炎：性情急燥、易怒，不思饮食，口渴喜饮，面红目赤，舌尖两侧红，苔黄，脉弦而数。

（3）心脾两虚：面色无华、饮食无味、肢倦神疲、易醒难眠、心悸健忘、舌淡苔薄、脉细无力。

（4）痰热内扰：心烦多梦、胸闷脘痞、不思饮食、口苦痰多、头晕目眩、舌红苔黄、脉滑或滑数。

（四）手法治疗

1. 揉腹
施术者以顺时针方向揉腹，轻手法揉腹3～5分钟，以腹腔内和腰部发热为宜。
2. 点揉
点揉脾俞、胃俞、肾俞、心俞、肝俞、中脘、天枢、气海等穴位各半分钟。
3. 辨证加减
（1）心肾不交：心俞穴（泻法）、肾俞穴（补法）。
（2）肝火上炎：肝俞穴（泻法）、肾俞穴（补法。
（3）心脾两虚：心俞穴（补法）、脾俞穴（补法）。
（4）痰热内扰：脾俞穴（补法）、胃俞穴（补法）、肾俞穴（补法）。

（五）注意事项

养成良好的饮食习惯，少吃生冷食物，注意腹部保暖。

三、高血压

（一）定义

高血压是指舒张压超过 90 毫米汞柱、收缩压超过 140 毫米汞柱。高血压分原发性高血压和继发性高血压。继发性高血压是指脑瘤、肾炎、肺心病、妇女妊娠反应等所引起的高血压，此类高血压不属于按摩适应症。原发型高血压包括老年型高血压、遗传型高血压和营养过剩型高血压。

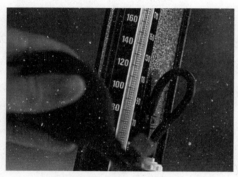

图 6-17　高血压

（二）主要病因

目前，营养过剩型高血压在高血压人群中占 70％以上，其主要病因是经常过量食用高脂肪、高蛋白、高糖类的食物，使体内血液黏稠度增高，血流减慢，血液中的有形物质，如红细胞、白细胞、血小板、胆固醇、纤维蛋血等易沉积在血管壁上，导致血管内径减小、血管弹性减低，血流通过时，血管不能扩张，而造成血压升高。

（三）主要症状

高血压的主要症状有头痛、头晕、视物模糊、步态不稳等。

（四）手法治疗

通过揉腹使腹腔内的大小血管和五脏六腑血管扩张，循环加快，头部血液流入胸腹腔。头部的血液减少，因而致高血压的症状（头痛、头晕、视物模糊、步太不稳）减轻，以致消失。同时，如能经常做全身按摩，可使血液黏稠度减低、血流加快和血管弹性增强，从而减少血管的压力，达到治疗目的。

（五）注意事项

当受术者血压超 90、180 毫米汞柱时，应先点按受术者的血压点（第 6 颈椎旁开 2 寸）3～5 分钟，使血压紧急降下来，然后再做治疗。

四、心绞痛

（一）定义

心绞痛是冠状动脉供血不足，心肌急剧的短暂缺血与缺氧引起的以发作性胸痛或胸部不适为主要表现的临床综合征。

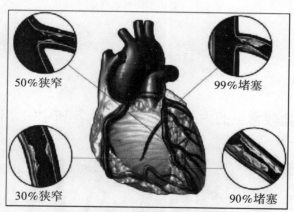

50%狭窄　　　99%堵塞

30%狭窄　　　90%堵塞

图 6-18　冠状动脉堵塞情况

（二）主要病因

饮食不节、过食肥甘造成血液黏稠度增大，血流减慢，以致气滞血瘀、经脉瘀阻，导致心肌缺血、缺氧而引起心绞痛。

（三）主要症状

心前区疼痛，甚则左肩臂放射痛，面色苍白，出冷汗。

（四）手法治疗

1. 点穴

原则上哪个穴位离心脏近就先点哪个穴，如膻中穴、冠心点（中府穴内1寸）、心俞穴（双）、神堂（双）、神门（双）、内关（双），每穴点半分钟至1分钟（以得气为宜），10个穴位点完后，受术者心绞痛可基本缓解，然后可再做揉腹。

2. 揉腹

施术者双手或单手劳宫穴对准受术者的肚脐，揉至腹腔内发热，乃至腰部发热，使胸腹腔内及五脏六腑血管扩张，血流加快，气血、经络通畅，血管弹性增强，心肌得血，心绞痛即可缓解，每天一次，10天为一疗程。

（五）注意事项

当受术者心绞痛未缓解之前，尽量减少受术者体位变换。

五、糖尿病

（一）定义

糖尿病是一种比较常见的内分泌代谢性疾病，属中医"消渴病"范畴。

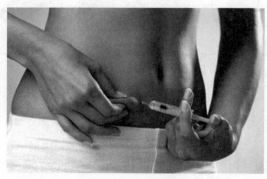

图 6-19　血糖测量

（二）主要病因

糖尿病除了因胰腺炎、胰腺癌、遗传等原因导致外，主要病因是由于饮食不节、过食肥甘，导致胰腺过于疲劳，胰腺分泌胰岛素功能减退或散失，必须依赖外来胰岛素维持生命（现代医学称Ⅰ型糖尿病）；或因人体运动太少，肌糖原代谢减少，胰岛素受体活性不足，而胰岛素并不一定缺乏所引起（现代医学称Ⅱ型糖尿病）。

（三）主要症状

糖尿病的主要症状有："三多一少"，即多尿、多饮、多食、消瘦。空腹血糖 3.8 ~ 6.1 为正常值，糖化血红蛋白 4% ~ 6% 为正常值，超过正常值，可诊断为糖尿病。严重者会损害神经、血管，尤其是末梢神经和血管，而发生并发症，甚者危及生命。

（四）手法治疗

1. 揉腹、振腹

施术者单手或双手劳宫穴对准受术者的肚脐，常规揉腹至全腹内发热，或振腹至其腰部发热为宜，每天一次，15 天为一疗程。

2. 点揉

点揉胰俞、肝俞、脾俞、胃俞、肾俞、肾系（髋骨正中线向上 6 寸处）等穴位各 1 分钟，均用补法。

（五）注意事项

适时治疗，合理膳食，多运动，自我检测，预防并发症。

六、三焦不通

（一）定义

三焦是上焦、中焦、下焦的总称，为六腑之一，属脏腑中最大的腑，又称孤府，主通行元气和水液代谢的道路，是全身脏腑健康的总管。

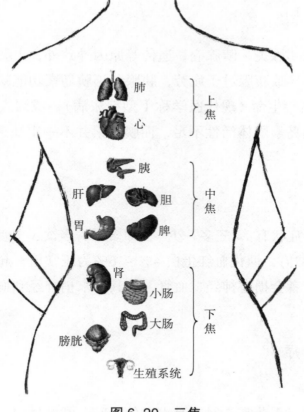

图 6-20 三焦

1. 三焦的生理功能

（1）通行元气：元气根源于肾，由肾所藏的先天之精化生，通过三焦布达五脏六腑，以激发和推动各个脏腑组织的功能活动。所以说，三焦是元气通行的道路。

（2）运行水液：人体津液输布运行与排泄的道路称为水道，三焦有疏通水道、运行水液的功能，全身水液的输布和排泄是由肺、脾、肾等脏协同作用而完成的，但必须以三焦为通道，才能升降出入运行。

2. 三焦的部位及其生理特点

（1）上焦：上焦是指膈以上的胸部，包括心、肺两脏。上焦的生理特点是主宣发和布散，布散水谷精微和津液，以营养、滋润全身。因此，《灵枢·营卫生会》将上焦的生理特点概括为"上焦如雾"，喻指上焦心肺如雾露弥漫一样，布散气血，以灌溉全身。

（2）中焦：中焦是指膈以下、脐以上的上腹部，包括脾、胃和肝、胆、胰等脏腑。中焦具有消化、吸收并输布水谷精微和化生血液的功能。因此，《灵枢·营卫生会》将中焦的生理特点概括为"中焦如沤"，沤是形容水谷腐熟成乳糜的状态，生动地表述了脾、胃、肝、胆、胰等脏腑消化饮食物的生理过程。

自《内经》以来，就有肝属中焦和肝属下焦两种说法。如《内经》的脉法和晋代王叔和的《脉经》中，均以肝应左关而属中焦。但明清温病学以"三焦"作为辨证的纲领后，将外感热病后期出现的一系列肝风内动病症，归于"下焦"范围，故肝又属于下焦。因此从部位划分而言，肝属中焦、肝属下焦之说主要是辨证上的概念，不是说肝位于脐下。

（3）下焦：下焦是指脐以下至二阴的部位，包括肝、肾、大肠、小肠、膀胱、女子胞等。下焦的功能主要是排泄糟粕和尿液，即是指小肠、大肠、肾和膀胱的功能而言。因此，《灵枢·营卫生会》将下焦的生理特点概括为"下焦如渎"，渎即水道，形容下焦像水道一样排泄水液和糟粕。

上、中、下三焦的这些生理功能关系着人体营养物质的化生和水液的代谢，这些作用都是通过气化来完成的。因此，三焦的生理功能为总司人体的气化，并为水液运行的道路，在病理方面也都表现为三焦所在有关脏腑的气化功能异常。

人是一个极其复杂的有机统一体，内脏之间的联系很广泛，它们之间既有结构上的联络，更有功能上的联系。例如，脾的主要功能是主运化，为全身的营养来源，但脾的运化除胃为主要配合外，也要依赖肝气的疏泄、肺气的输布、心血的滋养、肾阳的温煦，胰和胆也参与其间。此外，还需要有功能良好、上下畅通的三焦这条道路参与，才能使人体不断生成卫气、营气、清气，也才能将这三气合成元气，由三焦这一通道源源不断地输布到身体各组织器官，使得各种生理功能更为和谐、协调。这对维持人体正常的生命活动，保持健康的体魄有着重要意义。

因此，三焦不可不通，三焦不通，五脏六腑的生理功能就会发生障碍和不协调，同时某脏腑发生病变，又可直接影响三焦的生理功能。

（二）主要病因

除了人体慢性器质性病变外，长期受"六因""七情"的不良影响，是三焦不通的主要原因，如风、寒、暑、湿、燥、火六气的正常运行变化，有利

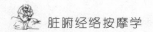

于万物的生长变化，但如果六气太过或不及，则气候反常，在人体抵抗力低下时，就能成为致病因素，称为"六淫"或"六邪"。

喜伤心，怒伤肝，悲伤肺，忧思伤脾，恐、惊伤肾，七种情志太过也是致病因素。

（三）主要症状

三焦不通时的主要症状有食欲不佳、身体消瘦、吃的再好也不会胖、全身无力、易疲倦、精气神不足、记忆力下降、工作效率低下。

有的受术者当下没有任何不适感觉，但回忆过去或许消化系统、泌尿生殖系统、呼吸循环系统、内分泌系统等发生过病变。一般情况下病情越重，病程越长，体症越明显。

（四）手法治疗

1. 腹诊

天枢穴位于人体正中间，脐旁开二寸，顾名思义，天枢是人体气血、经络的枢纽。三焦是元气、水液的通道，所以通过拨揉天枢穴就可知道三焦是否通畅。三焦不通时，在天枢穴部位可触及大小、软硬、深浅不等的反应物。

（1）上焦不通时，施术者可用右手四指在受术者的天枢穴上，由轻到重揉动，揉到手下有抵抗力时向上顶，受术者感到有酸麻、胀痛的"得气感"窜到胃以上，就说明上焦是通的。反之上焦不通，这可能与脑、心、肺生理功能过于盛衰或器质性病变有关。

（2）下焦不通时，施术者可用右手四指在受术者的天枢穴上，由轻到重揉动，揉到手下有抵抗力时向下顶，受术者感到有酸麻、胀痛的得气感窜到二阴处，就说明下焦是通的。反之下焦不通，这可能与肾、膀胱、大小肠、男科病、妇科病、内分泌系统疾病有关。

（3）如果上、中、下三焦都不通，那么可能与脾、胃、肝、胆、胰的病变有关。

天枢穴在此应用既是诊断穴，又是治疗穴。

2. 揉腹

常规揉腹5～8分钟，以腹内发热为宜。

3. 点揉

点揉背俞、心俞、肺俞、脾俞、胃俞、肝俞、三焦俞、肾俞等穴位各1～2分钟。

（五）注意事项

按摩治疗消化系统、泌尿生殖系统、循环系统、内分泌系统等疾病时，应首先检查三焦是否相通，如果不通，应在通三焦的同时对症治疗，可起到事半功倍的效果。三焦不通多见于慢性疾病引起，治疗不宜急于求成。在治疗中要坚持标本兼治的原则。

七、癌症

（一）定义

癌症是指正常的细胞由于物理、化学、病毒等致癌因子导致的原癌基因和抑癌基因突变而转变为癌细胞，防治不及时，可使某组织器官产生癌变。

（二）主要病因

中医认为癌症的主要发病因素一是气血瘀滞，如长期心情压抑、精神紧张，造成肝气瘀滞而发病，如肝癌、乳腺癌、子宫癌、卵巢癌、肾癌、膀胱癌、淋巴癌等。二是痰食积聚，如长期脾胃功能虚弱，思伤脾，造成食欲不振、消化不良或水液代谢障碍，而水积化痰，可造成癌症，如胃癌、食道癌、肠癌、各种腺体癌等。

现代医学认为化学毒素如苯类，霉菌毒素如花生、玉米、核桃、瓜子等发霉产生的黄曲霉菌，含亚硝酸盐类酸菜、咸菜等，长期的机械刺激等可造成癌症，但至今仍有不同争议。

（三）主要症状

不同的癌症有不同的症状，主要症状有：发病初期局部肿块，由小变大，无疼痛，肿块触摸不移动，随后肿块发展较快，疼痛也随之加重，身体逐渐消瘦，病理切片，发现癌细胞即可确诊。

（四）手法治疗

癌症属于消耗性疾病，按摩时以扶正祛邪为主。按摩有活血化瘀、行气止痛、健脾利湿、利湿导痰的作用，全身按摩能促进淋巴引流，提高机体免疫力和淋巴（B细胞）对癌细胞的识别和吞噬能力。因此，全身按摩既可预防癌症，也有治疗癌症的作用。

1. 消化系统癌症防治

以健脾和胃、健脾利湿、利湿导痰为主，常规揉腹5～8分钟，一日一次按揉上脘、中脘、下脘、天枢、气海、关元、足三里等穴位各1～2分钟，以左侧天枢穴为主。

2. 内分泌系统癌症防治

好发癌症的内分泌腺有乳腺、子宫、卵巢、肝、肾、胰、前列腺等，这些腺体的病变主要与激素有关，如乳腺增生、子宫肌瘤、卵巢囊肿（如不及时防治，可能发生癌变），这主要是因夫妻生活不协调，体内雌性激素水平过高，造成肝气瘀滞所致。通过揉腹、振腹，激发肾上腺分泌肾上腺皮质激素，以女性为例，通过肾上腺皮质激素刺激脑垂体，使脑垂体产生抑制激素，抑制性激素产生，从而减少体内雌性激素水平。既有治疗乳腺增生、子宫肌瘤、卵巢囊肿、预防癌症发生，又有一定的治疗癌症的作用。

3. 按摩手法

（1）常规揉腹（振腹）5～8分钟（胃癌晚期慎用）。

（2）常规振腹10～15分钟，或振至全身痉挛为宜，1天1次。

（3）直推背腰部或督脉、膀胱经各5～8次，1天1～2次。

（4）拨揉脾俞、胃俞、肝俞、肾俞（补法）等穴位各1分钟，1天1～2次。

（5）按揉痞块点，癌症（最佳止痛穴）2～3分钟，1天1～2次。

（6）施术者双手掌沿受术者第10、11、12脊柱分推至两胁8～10次。

（7）拨揉新大郄（癌症特定穴）1～2分钟，1天1～2次。

4. 常用穴位

癌症防治中常用的穴位有天枢、气海、关元穴，肺、心、脾、胃、胰、肝、肾俞（以补法），以及痞块点（位于第2腰椎旁开1寸处），新大郄（位于承扶穴与委中穴连线的中间点、向外0.5寸、向下0.5寸处）。

（五）注意事项

1. 多运动

生命在于运动，经常运动可促进血液循环和淋巴循环，特别是淋巴循环，能提高机体免疫力和淋巴（B 细胞）对癌细胞的识别和吞噬能力，可防止正常细胞增殖过快、过多而发生癌变。同时也有一定的治疗作用。

2. 合理膳食

饮食上，要少食肥甘食物，少食油炸食物，特别是用油反复炸过的食物，少食剩菜或过夜饭菜，少食腌制食品，不吃霉烂、腐蚀食品，不吃有害、有毒食品。不要接触有害、有毒物品。

3. 适时调整情绪

保持良好心态，处理好家庭、社会关系，维持体内阴阳平衡。平时注意保养心、肝、脾、肺、肾，保障其正常生理功能。

4. 按揉痞块点

按揉痞块点对癌症晚期止痛有特效，病情越重，痞块点越大、越硬。按摩治疗时将痞块点揉软、揉小或揉散了，疼痛就消失了。新大郄是癌症的特定穴，既是治疗穴，又是诊断穴也是经验穴（是 304 医院盖国才主任的临床经验穴）。对癌症受术者按摩时要避开病灶部位，手法以补法为主。按摩前，应先取得受术者的同意和配合，方能取得疗效。

附录1 穴位诊断参考图

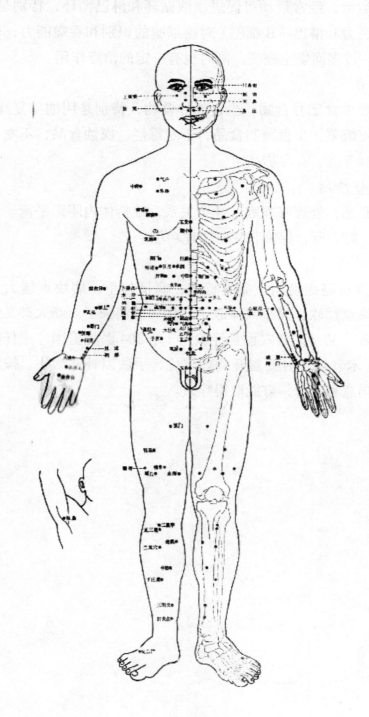

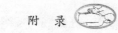

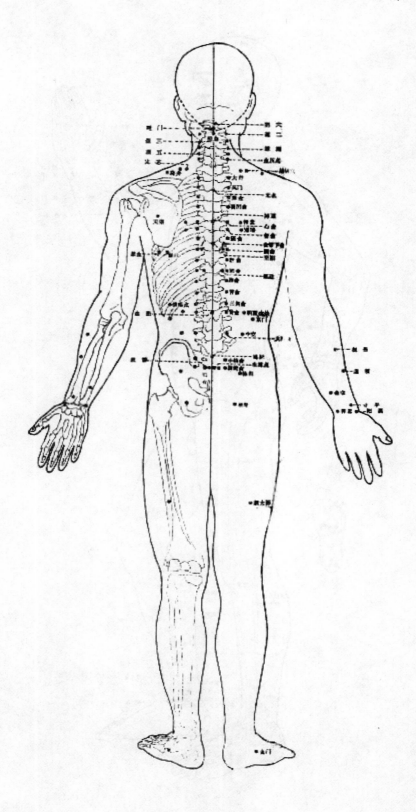

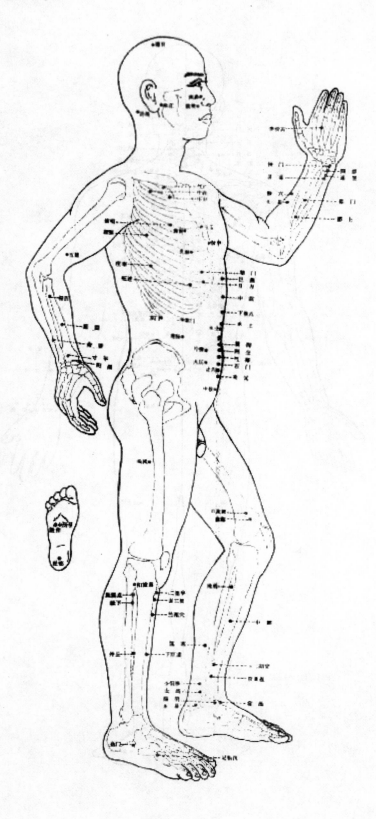

附录 2　医学常规化验正常值及临床意义

（一）尿常规

检验项目	英文缩写	正常值范围	临床意义
尿比重	SG	1.003～1.030； 晨尿大于 1.020； 24 小时尿为 1.015～1.025； 婴儿 1.002～1.006	尿比重增高大于 1.025 为浓缩尿，见于急性肾炎、肾病、心功能不全、高热、脱水、休克及未控制的糖尿病。 比重减低小于 1.005 为低渗尿，见于尿毒症，原发性或心源性尿崩症、慢性肾衰、恶性高血压病。尿液含放射线造影剂时可使比重大于 1.050。
酸碱反应	pH	4.5～8	多数 pH 约为 6。夜间尿较昼间尿为酸尿液 pH 值升高见于进食大量植物性食品，尤其柑橘类水果，无缺钾的代谢性碱中毒，持续呕吐，呼吸性碱中毒、尿路感染、餐后，肾小管酸中毒等。 pH 值减低见于饮食大量动物性食品，缺钾性代谢性碱中毒，呼吸性酸中毒，饥饿，严重腹泻。
尿蛋白质定性	Pro	阴性（-）	如化验报告出现尿蛋白为 +～++++ 者为蛋白尿。尿蛋白除生理性之外，病理性蛋白尿是肾脏疾病的一个早期而易被忽视的指标。 许多药物可使尿蛋白出现阳性。
尿糖定性	GLU	阴性（-）	尿糖阳性可分暂时性和病理性，暂时性糖尿见于应激反应一时性肾上腺素或胰高糖素分泌过多所致。 病理性尿糖见于胰岛素分泌量相对绝对不足，继发性高血糖性糖尿，如胰腺疾病、肝脏疾病、甲状腺功能亢进、垂体前叶功能亢进、肾上腺皮质功能亢进和肥胖症、高血压等疾病。
尿酮体定性	KET	阴性（-）	增加：糖尿病、酮酸症、丙醇或乙醇中毒、饥饿、禁食、脱水等。

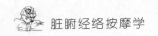
检验项目	英文缩写	正常值范围	临床意义
尿潜血试验	BLO	阴性（－）	参考尿沉渣红细胞。
尿胆素	URB	阴性或弱阳性	增加：肝细胞性黄疸、阻塞性黄疸，在肝炎对尿胆红素阳性可早于出现黄疸。
尿胆元	URO UBG	健康人尿胆元含量为（+）或小于1：20 或 <4.0Ehrlicho/1	增加：血管内溶血性贫血，组织内出血、肝细胞损伤、胆管部分阻塞并伴发胆管感染，缺氧、铅中毒、恶性贫血。 减少：胆管阻塞，广泛肝细胞损伤、肾功能不全、酸性尿。
尿亚硝酸盐试验	NIT	阴性（－）	阳性，尿路细菌性感染。
尿沉渣镜检：红细胞	RBC	0～3/HPF	增多：常见于泌尿系统结石、结核、肿瘤、肾炎及外伤，亦见于邻近器官的疾病，如前列腺炎症或肿瘤、直肠、子宫的肿瘤累及泌尿道时。此外，感染性疾病如流行性出血热、感染性心内膜炎。血液病如过敏性紫癜、白血病、血友病等，亦可在尿中出现较多的红细胞。
白细胞	WBC	0～5/HPF	白细胞增多大部分为脓细胞，常见于肾盂肾炎、膀胱炎、尿道炎、肾结核、肾肿瘤等。 妇女可因白带混入尿液而致白细胞增多。
上皮细胞			少量出现无临床意义。
管型			出现管型结合临床。
脑脊液常规	CSFRT	无色透明液体不含红细胞，白细胞数极少，蛋白定性试验（－）葡萄糖定量试验	中性粒细胞增多：各种感染性增多见于多种脑膜炎，非感染性增多见于中枢神经系统出血后、多次腰穿后、脑室造影、白血病波及肿瘤转移以及脑血管栓塞。 淋巴细胞增多、感染性增多见于多种脑膜炎。 非感染性增多见于药物性脑病、格林－巴综合症，急性弥散性脑脊髓炎、脑膜结节病、多神经炎、动脉周围炎。

检验项目	英文缩写	正常值范围	临床意义
精液常规		正常精液为乳白色黏性液体，一次排出量为2.0～4.0ml，30分钟至1小时自行液化。pH7.5～8.5，活动率>70%，活力优＋良>50%，WBC<5个/HPF，RBC<5个/HPF	精子密度低或无精子，可见于生殖系统结核，非特异性炎症，流行性腮腺炎并发睾丸炎及某些先天性疾病，如睾丸发育不良、隐睾症等。此外大剂量射线、工业污染、多种药物亦可引起精子密度减低，前列腺炎症、精囊炎可影响精液量及精液凝固，液化性状。精液中大量白细胞并见红细胞者多见于生殖系统炎症、结核，大量红细胞者可见于外伤或肿瘤，如查见癌细胞则为诊断生殖系统癌极有意义。
前列腺液常规		精子计数100～200×10⁹/L，乳白色液体，可见卵鳞脂小体，WBC低于10个/HPF，RBC低于5个/HPF，可见精子。	老年患者可检出前列腺颗粒细胞和淀粉样本。炎症时可见成堆脓细胞，如白细胞每高位视野多于10～15个即可诊断为前列腺炎。

（二）血常规

检验项目	英文缩写	正常值范围	临床意义
红细胞计数	RBC	男（4.4～5.7）×10¹²/L 女（3.8～5.0）×10¹²/L 新生儿（6.0～7.0）×10¹²/L 儿童（4.0～5.2）×10¹²/L	RBC↑：见于真性经细胞增多症，严重脱水、烧伤、休克、肺源性心脏病、先天性心脏病，一氧化碳中毒、剧烈运动、高血压、高原居住等。 RBC↓：各种贫血、白血病、大出血或持续小出血、重症寄生虫病、妊娠等。
血红蛋白	Hb、Hgb	男120～165g/L 女110～150g/L	血红蛋白增减的临床意义与红细胞计数基本相同。
红细胞压积	PCV或HCT	男性0.39～0.51 女性0.33～0.46	PCV↑：脱水浓缩、大面积烧伤、严重呕吐腹泻、尿崩症等。 PCV↓：各种贫血、水中毒、妊娠。

检验项目	英文缩写	正常值范围	临床意义
红细胞平均体积	MCV	80～100fL	MCV、MCH、MCHC是三项诊断贫血的筛选指标。
平均细胞血红蛋白	MCH	27～32Pg	
平均细胞血红蛋白浓度	MCHC	320～360g/L	
网织红细胞计数	Ret·c	成人0.5%～1.5%	Ret·c↑：见于各种增生性贫血。 Ret·c↓：肾脏疾病，分内泌疾病、溶血性贫血再生危象、再生障碍性贫血等。
血小板计数	PLTBPC	（100～300）×10^9/L	增多：急性失血、溶血、真性红细胞增多症、原发性血小板增多、慢性粒细胞白血病、脾切除术后（2月内）、急性风湿热、类风湿性关节炎、溃疡性结肠炎、恶性肿瘤、大手术后（2W内）等。 减少：①遗传性疾病。②获得性疾病，免疫性血小板减少性紫癜、系统性红斑狼疮、各种贫血，以及脾、肾、肝、心脏疾患。另有阿斯匹林、抗生素药物过敏等。
白细胞计数	WBC	成人（4～10）×10^9/L 儿童（5～12）×10^9/L 新生儿（15～20）×10^9/L	增多：若干种细菌感染所引起的炎症，以及大面积烧伤、尿毒症、传染性单核细胞增多症、传染性淋巴细胞增多症、百日咳、血吸虫病、肺吸虫病、白血病、类白血病、恶性肿瘤、组织坏死、各种过敏、手术后尤以脾切除后为甚等。 减少：感冒、麻疹、伤寒、副伤寒、疟疾、斑疹伤寒、回归热、粟粒性结核、严重感染、败血症、恶性贫血、再生障碍性贫血、阵发性夜间血红蛋白尿症、脾功能亢进、急性粒细胞减少症、肿瘤化疗、射线照射、激素治疗以及多种药物如解热镇痛药、抗生素、抗肿瘤药、抗癫痫病、抗甲状腺药、抗疟药、抗结核药、抗糖尿病药物等。 生理性增多：新生儿、妊娠期、分娩期、月经期、餐后剧烈运动后、冷水浴后、日光浴、紫外线照射、神经过度紧张、恐惧、恶心、呕吐。

检验项目	英文缩写	正常值范围	临床意义
白细胞分类计数	WBC、DC	中性粒细胞 杆状核1%～5% 分叶核50%～70%	增多：急性和化脓性感染（疖痈、脓肿、肺炎、阑尾炎、丹毒、败血症、内脏穿孔、猩红热等），各种中毒（酸中毒、尿毒症、铅中毒、汞中毒等），组织损伤、恶性肿瘤、急性大出血、急性溶血等。 减少：见于伤寒、副伤寒、麻疹、流感等传染病、化疗、放疗。某些血液病（再生障碍性贫血、粒细胞缺乏症、骨髓增殖异常综合症）、脾功能亢进、自身免疫性疾病等。
		嗜酸性粒细胞 0.5%～5.0%	增多：见于过敏性疾病、皮肤病、寄生虫病、某些血液病、射线照射后、脾切除术后、传染病恢复期等。 减少：见于伤寒、副伤寒、应用糖皮质激素，促肾上腺皮质激素等。
		嗜碱性粒细胞 0%～1%	增多见于慢性粒细胞性白血病、嗜碱粒细胞白血病、霍奇金病、脾切除术后等。
		淋巴细胞 20%～40%	增多：某些传染病（百日咳、传染性单核细胞增多症、传染性淋巴细胞增多症、水痘、麻疹、风疹、流行性腮腺炎、病毒性肝炎、淋巴细胞性白血病和淋巴瘤等） 减少：多传染病的急性期、放射病、免疫缺陷病等。
		单核细胞 3%～8%	增多见于结核病、伤寒、感染性心内膜炎、疟疾、单核细胞白血病、黑热病及传染病的恢复期等。
出血时间	BT	1～3min	大于4min为延长。 延长见于血管壁结核或功能有缺陷，血小板量或质缺陷，血管性血友病等，以及多种药物副作用。偶见于阻塞性黄疸、维生素K的缺乏症及抗凝治疗过量。

检验项目	英文缩写	正常值范围	临床意义
凝血时间	CT	试管法：5～12min 玻片法：1～4min	延长见于血友病B和第Ⅸ因子缺乏症，也见于凝血酶原因子Ⅴ、Ⅹ和纤维蛋白原严重缺乏者、血循环中有抗凝物质存在。 缩短：见于弥散性血管内凝血高凝期。
一氧化碳性试验		阴性	出现阳性应立即报告，从速抢救。
红细胞沉降率	ESR	男性小于15mm/h 女性小于20mm/h	增快：①生理性、运动、月经期、妊娠3月以上（直至分娩后3周）60岁以上高龄。 ②病理性：各种炎症。风湿热活动期、结核活动期、组织损伤及坏死持续2～3周，以肌梗死发病1周左右，恶性肿瘤，其他各种高球蛋白血症，稀血症（贫血），高胆固醇血症。 减低：主要见于红细胞增多症，血红蛋白病、低纤维蛋白原血症，遗传性球形红细胞多症，小红细胞低色素性贫血，充血性心功能不全，恶液质，抗感染治疗药物。

（三）血生化

检验项目	英文缩写	正常值范围	临床意义
丙氨酸氨基转移酶	ALT	5～34U/L	增高：肝胆疾病，包括病毒性肝炎、肝硬变活动期、肝癌、中毒性肝炎、阿米巴性肝病、脂肪肝、细菌性肝脓肿、肝外阻塞性黄疸、胆石症、胆管炎、血吸虫病等。严重肝损伤时出现转氨酶与黄疸分离的现象，即黄疸日益加重，而ALT却逐渐下降。重症肝炎及肝硬变有肝细胞再生者，可有AFP升高，而ALT下降。其他ALT升高的疾病有心血管疾病（心肌梗塞、心肌炎、心力衰竭时肝瘀血、脑出血等），骨骼肌疾病（多发性肌炎、肌营养不良），内分泌疾病（重症糖尿病、甲状腺功能亢进），服用能致ALT活动性增高的药物或乙醇等。

检验项目	英文缩写	正常值范围	临床意义
天冬氨酸氨基转移酶	AST	9.0 ～ 48.0U/L	增高：急性心肌梗塞：6～12小时内显著升高，48小时内达到峰值，3～5天恢复正常。急性或慢性肝炎、肝硬变活动期等肝胆疾病。胸膜炎、心肌炎、肾炎、肺炎、皮肌炎、服用肝损害的药物等。
碱性磷酸酶	ALP	31 ～ 115U/L	增高：肝胆疾病，有阻塞性黄疸、急性或慢性黄疸性肝炎、肝癌等。ALP与转氨酶同时检测有助于黄疸的鉴别。阻塞性黄疸，ALP显著升高，而转氨酶仅轻度增加。肝内局限性胆管阻塞（如肝癌）ALP明显升高，而胆红素不高。肝细胞性黄疸，ALP正常或稍高，转氨酶明显升高。溶血性黄疸ALP正常。骨胳疾病，有纤维性骨炎、成骨不全症、佝偻病、骨软化、骨转移癌、骨折修复期。ALP可作为佝偻病的疗效的指标。
乳酸脱氢酶	LDH-L	89 ～ 221U/L	增高：见于心肌梗塞、肝炎、肺梗塞、某些恶性肿瘤、白血病等。溶血可致LDH假性升高。
谷氨酸转肽酶	GGT	0.0 ～ 53.0U/L	增高：原发性肝癌、腺癌、乏特氏壶腹癌等，血清γ-GT活力显著升高，特别在诊断恶性肿瘤患者有无肝转移和肝癌手术后有无复发时，阳性率可达90%。嗜酒或长期接受某些药物，如苯巴比妥、苯妥因钠、安替比林等。口服避孕药会使γ-GT值增高20%。急性肝炎、慢性肝炎活动期、阻塞性黄疸、胆道感染、胆石症、急性腺炎等。
胆碱脂酶	ChE	1.6 ～ 6.0KIU/L	增高：维生素B缺乏、甲状腺功能亢进、高血压等。 降低：有机磷中毒、肝脏疾病（黄疸性肝炎、肝硬变等）。胆碱脂酶是协助有机磷中毒诊断及预后估计的重要手段。
总胆红素	TBIL	（5.1 ～ 17.1）umol/L	增高：急、慢性肝炎，梗阻性黄疸，血色素沉着症，肝癌，胆结石，胆管炎，肝硬化，溶血性疾病。

检验项目	英文缩写	正常值范围	临床意义
间接胆红素	IBIL	（1.5～15.0）umol/L	增高：溶血性疾病、葡萄糖醛酸转移酶缺乏症。
直接胆红素	DBIL	（0.3～6.0）umol/L	增高：肝炎，肝硬化。药物性肝损害，肝癌，肝内结石，胆道阻塞。
尿素氮	BUN	1.78～6.80mmol/L	增高：高蛋白饮食，少尿，肾功能不全，高血压，痛风，多发性骨髓瘤，利尿剂，消化道出血。 降低：妊娠，低蛋白饮食，肝功能不全。
肌酐	CR	44.0～97.0μmol/L	增高：肾功能不全，充血性心力衰竭，肢端肥大症，巨人症。 降低：肌营养不良症，尿崩症。
尿酸	UA	90～420μmol/L	增高：痛风，肾功能不全，子痫及妊娠期恶心呕吐，重症肝炎，多发性骨髓瘤，慢性血液病。急性炎症，恶性肿瘤，风湿热和结缔组织病。 降低：肝炎，肝硬化，脑垂体及肾上腺皮质机能减退，甲状腺机能障碍。
钠	Na^+	（134～143）mmol/L	增高：呕吐、腹泻，多尿引起的水分不足，肾上腺皮质机能亢进，肢端肥大症。 降低：肾功能障碍，尿毒症，应用速尿等利尿剂，阿狄森病，21-羟化酶缺乏症，心功能不全，失代偿性肝硬化。
钾	K^+	（3.3～5）mmol/L	增高：少尿，阿狄森病，类癌综合征，饥饿，慢性消耗性疾病，发热，慢性阻塞性肺部疾病，服用安体舒通、氨苯喋啶等利尿剂。 降低：钾摄入不足、呕吐、腹泻导致钾的缺失，肾功能障碍，醛固酮增多症，柯兴综合征。先天性肾上腺皮质增生，服用利尿剂、糖皮质激素等。
氯化物	Cl^-	（95～105）mmol/L	增高：少尿，呼吸性碱中毒。 降低：肾功能障碍，尿毒症，应用速尿等利尿剂，阿狄森病，21-羟化酶缺乏症，心功能不全，失代偿性肝硬化。

检验项目	英文缩写	正常值范围	临床意义
钙	Ca^{2+}	（2.25～2.75）mmol/L	增高：甲状旁腺机能亢进，骨肿瘤，应用维生素 D 过量。 降低：手足搐搦症，甲状旁腺机能不全，维生素 D 缺乏症，骨质软化症，佝偻病，慢性腹泻，阻塞性黄疸，肾脏病，急性出血性胰腺炎。
磷	P^{3+}	（00.97～1.6）mmol/L	增高：肾功能不全，甲状旁腺机能低下，肿瘤骨转移，肢端肥大症，维生素 D 中毒，废用性骨萎缩。 降低：甲状旁腺机能亢进，维生素 D 依赖性佝偻病，吸收不良综合征，肾小管功能不全，范可尼综合征。
铁	Fe^{2+}	（9～27）umol/L	增高：再生障碍性贫血，粒幼红细胞性贫血。 降低：缺铁性贫血，真性红细胞增多症，慢性感染，恶性肿瘤，肾性贫血。
镁	Mg^{2+}	（00.7～1.15）mmol/L	增高：肾小球肾炎，少尿，肌无力症。 降低：尿毒症，原发性醛固酮增多症，使用利尿剂，妊娠。
铜	Cu^{2+}	（11～22）umol/L	增高：再生障碍性贫血，胆道感染，急性白血病，肝炎，缺铁性贫血，恶性肿瘤。 降低：肝硬化，肝豆状核变性，肾功能障碍。
锌	Zn^{2+}	（7.65～22.95）umol/L	增高：溶血性贫血，红细胞增多症，嗜酸性粒细胞增多症，甲状腺机能亢进，放疗后，原发性高血压。 降低：肢端性皮炎，肝炎，肝硬化，肝癌及其他恶性肿瘤，恶性贫血，再生障碍性贫血，溃疡性结肠炎，克隆病。
谷丙转氨酶	SGPT	（15～40）U/L	增高：肝炎，脂肪肝，肝脏肿瘤，肝硬化，溶血性疾病，心肌梗塞，肌肉病变。
5'-核苷酸酶	5'-NT	（2～17）U/L	增高：阻塞性黄疸，肝癌。
同工酶	LDH	（225～540）U/L	增高：心肌梗塞，血液病，肌病，肾脏病，肿瘤，肝脏病。

检验项目	英文缩写	正常值范围	临床意义
同工酶1	LDH1	（24～34）%	增高：心肌梗塞，溶血性贫血，甲状腺功能低下，肌营养不良，肝硬化，肾肿瘤。
同工酶2	LDH2	（35～44）%	增高：白血病，恶性肿瘤，间质性肺炎。
同工酶3	LDH3	（15～27）%	增高：白血病，恶性肿瘤，间质性肺炎。
同工酶4	LDH4	（0～5）%	增高：肝炎，肝癌，肝硬化，多发性肌炎。
同工酶5	LDH5	（0～2）%	增高：肝炎，肝硬化，肝癌，多发性肌炎。
r-谷氨酰转肽酶	r-GT	低于50U/ml	增高：肝内和肝外梗阻性黄疸，肝炎，肝硬化，酒精或药物性肝损害。
亮氨酸氨基肽酶	LAP	（27～50）U/L	增高：胆道梗阻，肝癌，急/慢性肝炎，肝硬化，脂肪肝，妊娠，甲状旁腺机能亢进。
磷酸肌酸激酶	CPK	男性：（8～60）U/L女性：（14.5～40）U/L	增高：心肌梗塞，肌营养不良，多发性肌炎，周期性四肢麻痹，冻伤，肌萎缩，头部外伤。降低：甲状腺机能亢进，系统性红斑狼疮，风湿性关节炎，干燥综合征，服用皮质激素时。
单胺氧化酶	MAO	（8～31）u/ml	增高：慢性活动性肝炎，肝硬化，甲状腺机能亢进，癌转移。降低：系统性红斑狼疮，恶性肿瘤，服用糖皮质激素期间。
血清胰淀粉酶	P-AMY	<115U/L	增高：急慢性胰腺炎，胰腺肿瘤，肝炎，胆道及胆囊疾病，消化道溃疡穿孔，腹部外伤，腮腺炎。
谷草转氨酶	SGOT	正常情况：（8～28）mmol/L	增高：心肌梗塞急性期，肝炎，心肌炎，胸膜炎，肾炎，肺炎，肌炎。
碱性磷酸酶（AKP）		成人：（3～13）金氏单位儿童：（5～28）金氏单位	增高：阻塞性黄疸，肝炎，肝癌，畸形性骨炎，佝偻病，软骨病，骨转移癌，骨折修复期。
酸性磷酸酶	ACP	（0～5）金氏单位	增高：前列腺癌，骨转移或有肝转移的恶性肿瘤，骨肿瘤，畸形性骨炎，多发性骨髓瘤，血液系统疾病，肾脏感染。降低：无。

检验项目	英文缩写	正常值范围	临床意义
总胆固醇	TC	（2.8～6）mmol/L	增高：肥胖，糖尿病，妊娠，甲状腺机能低下，肾病，脂代谢异常。 降低：甲状腺机能亢进，阿狄森病，肝硬化，长期营养不良。
甘油三酯	TG	（0.56～1.7）mmol/L	增高：高脂蛋白血症，肥胖症，动脉硬化症，痛风，甲状腺机能低下，柯兴综合征，糖尿病，妊娠。 降低：甲状腺机能亢进，慢性肾上腺功能不全，脑垂体功能低下，肝硬化。
葡萄糖	GLU	（3.9～6.0）mmol/L	增高：糖尿病，嗜铬细胞瘤，肾上腺皮质功能亢进，妊娠。 降低：胰岛细胞瘤，胰外肿瘤，肝硬化，肝炎，营养不良，一过性低血糖，倾倒综合征，胰岛素等降糖药过量，甲状腺素不足。
血清总蛋白	TP	（60～80）g/L	增高：总蛋白增高，脱水。 降低：血液稀释，饥饿，营养不良，消化吸收不良综合征，严重甲状腺机能亢进，重症糖尿病，烧伤，蛋白质吸收功能障碍的胃肠道疾患，出血。
血清白蛋白	ALB	（33～50）g/L	增高：脱水。 降低：营养摄入不足，肝硬化，烧伤，低蛋白血症，肾病综合征。
血清球蛋白	GLO	（20～40）g/L	增高：感染性疾病，多发性骨髓瘤，结缔组织病，肝硬化，疟疾，丝虫病等。 降低：肾上腺皮质机能亢进，营养不良。
白蛋白/球蛋白	A/G	1.5～2.5：1	减低：慢性活动性肝炎、肝硬化、肾病综合征、类脂质肾病、低蛋白血症等。

注：来自北京翰林苑数据中心。

图书在版编目(CIP)数据

脏腑经络按摩学 / 成为品主编. —北京：民族出版社，2018.5
医疗保健康复行业实用系列教材
ISBN 978-7-105-15393-0

Ⅰ．①脏… Ⅱ．①成… Ⅲ．①脏腑病证－按摩疗法（中医)－
教材 Ⅳ．①R256

中国版本图书馆CIP数据核字（2018）第124889号

医疗保健康复行业实用系列教材·脏腑经络按摩学

责任编辑		马少楠
封面设计		金晔
出版发行		民族出版社
地	址	北京市和平里北街14号
邮	编	100013
网	址	http://www.mzpub.com
印	刷	北京艺辉印刷有限公司
经	销	各地新华书店
版	次	2018年9月第1版　2018年9月北京第1次印刷
开	本	787毫米×1092毫米　1/16
字	数	230千字
印	张	12.125
定	价	38.00元
书	号	ISBN 978-7-105-15393-0/R·532（汉 77）

该书若有印装质量问题，请与本社发行部联系退换。
编辑室电话：010-58130030　发行部电话：010-64224782